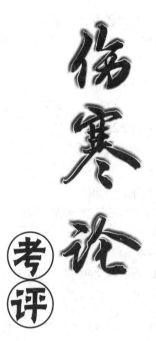

近代名医医著丛书

伤寒论考评

王聘贤 遗著

丁丽仙
周洪进 整理

U0308818

中国中医药出版社

·北京·

图书在版编目（CIP）数据

伤寒论考评/王聘贤遗著；丁丽仙，周洪进整理．—北京：中国中医药出版社，2018.5

（近代名医医著丛书）

ISBN 978-7-5132-4583-8

Ⅰ．①伤… Ⅱ．①王… ②丁… ③周… Ⅲ．①《伤寒论》—研究 Ⅳ．① R222.29

中国版本图书馆 CIP 数据核字（2017）第 275152 号

中国中医药出版社出版

北京市朝阳区北三环东路 28 号易亨大厦 16 层

邮政编码 100013

传真 010-64405750

山东百润本色印刷有限公司印刷

各地新华书店经销

开本 880×1230 1/32 印张 7 字数 157 千字

2018 年 5 月第 1 版 2018 年 5 月第 1 次印刷

书号 ISBN 978-7-5132-4583-8

定价 39.00 元

网址 www.cptcm.com

社 长 热 线 010-64405720

购 书 热 线 010-89535836

维 权 打 假 010-64405753

微信服务号 zgzyycbs

微商城网址 https://kdt.im/LIdUGr

官 方 微 博 http://e.weibo.com/cptcm

天猫旗舰店网址 https://zgzyycbs.tmall.com

如有印装质量问题请与本社出版部联系（010-64405510）

近代名医医著丛书
编委会

王聘贤（1895—1965），号国士，贵州省兴义县人，自幼随曾祖父到贵阳定居，少时就读于贵阳南明中学，1917~1923 年留学于日本。早先在日本明治大学攻读政治经济学，毕业后入九洲医科大学学习西医。在学习期间，因患胃肠溃疡，经日本著名医院诊治年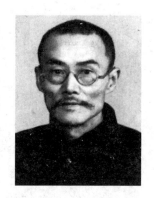余，辗转专科医院 10 余所，毫无寸效，竟成痼疾，以至"日不能食，夜不能寐，头发落尽，夏则裹裘"。后经日本著名汉医学家木村氏治疗，并托友人请国内著名医家何廉臣在沪造丸药寄服病愈。遂一改初衷，专攻中医，在日本师事木村氏，历时 4 年。先生在日本期间曾与鲁迅、王若飞、郭沫若交往，获知许多救国救民的道理，目睹祖国医学日渐衰落，更坚定了他立志学习中医，从医救国的决心。1923 年先生回国即拜名医张锡纯为师，继而拜张山雷、何廉臣、丁甘仁、曹炳章等 20 多位国内名医为师，得到亲传，学业大进。同时先生还与沈阳西学中的阎德润和广东西学中的张公让都有交往，并辗转于湘、鄂、川、桂等地实地鉴识药物。1930年先生回筑悬壶，因师出名门，学有根基，博闻强识，疗效奇特，悬壶伊始即负盛名，被誉为"黔中医怪""黔中四大名医之首"。

聘贤先生业医40余年，中医学术研究兴趣广泛，对中医内、妇、儿、男科、中药学、古籍等都有深入研究，尤其擅长于妇科。著有《中医妇科临症歌诀》《妇科实用录》《伤寒论考评》《衷中参西录医方部分注释的整理》《鲟溪医论研究》《舌诊研究》《神农本草经研究录》《医药杂话》《贵州民间药物》等多部书稿。其中《中医妇科临症歌诀》《伤寒论考评》《鲟溪医论选研究》《衷中参西录医方部分注释的整理》《贵州民间药物》已出版，有的书稿未及整理而惜乎逝世。先生收藏和研读的古籍医著上万册，他潜心钻研，旁征博引，融会贯通，凡读过的都加上批注，不下十万言，精辟独到，对后人研读这些医著具有很高的指导意义和参考价值，是一份难得的学术遗产。先生病重期间，时任卫生部部长李德全前来探望时，他将国宝级珍稀古籍，也是中国现存彩绘药图最多、内容独特的明代万历年间宫廷大型彩绘稀世本草图谱《补遗雷公炮制便览》赠送给国家博物馆（孤本），现收藏于中国中医科学院，为"镇院之宝"。先生生前还主动将上万册古医籍献给贵州省中医研究所，现收藏于贵阳中医学院图书馆。

值得提及的是，在中医处于历史的低谷时期，先生前瞻性地将妇科名方"妇科再造丸"产业化,大半个世纪以来产生了很好的社会和经济效益,实属睿智。

1934~1938年聘贤先生任贵州省中医考试委员会委员,1942~1947年任贵阳市中医师公会常务监事、考试院西南区专门技术人员考试襄试委员、贵州省中医鉴定委员会委员等职。在王聘贤、袁家玑等中医仁人志士的努力下,1931年9月贵阳中医师公会成立,1936年1月,贵州省唯一的公立中医机构——贵州省立国医馆成立。作为集医、教、研于一体的贵州中医药教育机构的雏形,贵州省立国医馆的诞生是贵州中医药教育发展史上的里程碑,为以后贵州中医药教育提供了很好的模式。先生任国医馆筹备委员,医学股主任,为贵州中医药事业的发展,为中医药人才的培养,做了很多开拓性的工作,功不可没。

新中国成立后,聘贤先生作为贵州省名中医,历任省卫生厅副厅长,省中医研究所所长,省一、二、三届人民代表大会代表及省、市政协委员。任职期间,先生为贵州省中医医院、中医研究机构及中医教育机构的创建和完善,为培养中医后继人才、搞好中西医结合、发展中医药事业做出了杰出的贡献。

聘贤先生学术严谨,考证古籍,博采百家。他悉心研究中医四大经典,曰:"不学岐黄之术,不读仲景之书而治学,犹如无根之萍,无本之木。"对古医籍的整理,先生总结出至今仍卓有见地的主张:"第一,不笃古尊经,法古不前；第二，不崇玄说；第三，不重新加入新说，只作整理百家的功夫，重视考证，取其实用之精华，去其空谈之糟粕。"先生还主张："研究中医学，必须从纵的研究下来，再横的博采百家。"他对近代诸家著作，无不广泛阅读，可谓"青衿之岁，高尚兹典，白首之年，未尝释卷"，达到"集众长以为长，是以独擅众长"之境地。

聘贤先生强调继承整理，赞同中西汇通。他早年留学日本，受日本汉方医学影响甚深，回国后又师事张锡纯、张山雷、何廉臣等名家，在学术思想上受这些医家的影响颇深，赞成他们中西汇通的主张。他说："学术文化，有融洽共同之趋势，两种医学何不能融会贯通。"先生明确提出："欲研究斯学者，一需守正而不探奇，二当崇实而不贵虚，三务明古而通今，四必述评而可创说。以东西方诸书比较研究，考其得失，结合两者之所长。"他倡导以临床为基础，以疗效为标志，探索规律，总结经验，"发皇古义，融会新知"，是发展中医学的重要途径。强调中西医团结合作，相互尊重，取长补短，逐步创立东方新医学派，更好地继承和发扬祖国医学遗产。为此，先生在医疗实践中，为融贯中西、探索路径做了大量工作，为我们树立了榜样。

聘贤先生学有渊流，治法有宗，遣方用药，独具匠心，为民疗疾，医德高尚。不论贫穷贵富，不计较酬之厚薄，对寡妇孤儿，常免收诊金，资助药费。凡遇疑难杂症，从不马虎，更不自欺欺人，总是认真研究才处方开药。先生曾说："医术之优劣，在实地经验，不在弋获虚名，医生之天职，是保社会之健康，不是谋一人之私利。"他著有《医药杂话》，是针对医家、病人、药学工作者及患者家属，提出医德医风的议论和忠告，字里行间充满了对生命的尊重和热爱，体现出先生高尚的医德。

聘贤先生学识渊博，名噪一方，但并不自高身价，反犹恐不足、惠及无多，年逾古稀，身处危境，仍手不释卷。先生的信念是："学问可以达到一定的造诣，但永远没有止境。医之为道，既可偏执一端，亦不当轻讥同业。学力心机，相资并用，庶多一经验，而后少一谬误。"这种学而不倦的精神是他一生行医的崇高境界，实可钦佩。

聘贤先生注重拜名家为师，与名家交往。先生与中医名家的交往要首推医学巨匠张锡纯。他从日本留学归来第一个就拜张锡纯为师，对张锡纯、张山雷、何廉臣等所著各书，每每遵用，无不神效，评为"亘古以来，未有之善本也"。先生称恩师张锡纯（寿甫）为医界巨子，对其著作《医学衷中参西录》深为赞赏。当获悉恩师谢世的消息时，先生悲痛欲绝，饱含深情写下挽联悼念，值得我们中医人共享与深思。挽联如下：

平生融贯中西，精研太素，万里外，鸿泥历变，生活良多。瀛海者灵光，伫看桃李门高，无愧同宗称仲景。

往日追随左右，得饮上池，十年来，雁信常通，疑难顿解，广陵遗绝调，从北蓬莱路阴，空教哭寝忆成连。

先生一生勤勉，达到博学之境。国务院学位委员会医学科学评议组原成员、上海中医学院金寿山教授曾在《名老中医之路：路是人走出来的》一文中说："我生平接触过两位良师益友，一位是贵阳的王聘贤先生，一位是上海程门雪先生。这两位前辈，有一个共同特点，就是博学。"这是对先生毫无夸张的精准评价。先生晚年曾说："医学知识浩瀚无穷，非博不足以广见，非约不能提纲挈领，非精不能灵活运用。"这是他高度总结之治学精髓，更是对后学之谆谆教诲。

先父丁启后教授1960年从南京中医学院（现南京中医药大学）高级师资研究班学成归来，曾师承聘贤先生多年，得其真传，受益匪浅。

聘贤先生是对中医药发展有贡献的人。我们应该宣传他，记住他，让我们的后学者知道：在近代中医药发展史上及中医妇科发展史还有这样一位中医大家，一代名医。

　　《伤寒论》由东汉时期著名医学家、医圣张仲景所著，是中国第一部从理论到实践，确立辨证论治法则的医学专著，也是中医药剂学、方剂学、护理学等多学科发展的基础。其中记载了大量有效方剂，受到中国历代医家的尊崇，至今仍广泛应用于临床，被誉为"众法之宗，群方之祖，医门之圣书"，是后学者研习中医必备的经典著作。张仲景更是被称为"经方大师与方祖"。

　　29年前先父丁启后教授率笔者与周洪进对中医大家、其恩师王聘贤先生的遗著《伤寒论考评》进行整理，由贵州省原卫生厅（现卫生计生委）中医处及原贵阳中医学院（现贵阳中医药大学）内部印刷。当时因经费极困难，印发册数甚少，未达到聘贤先生苦读经典、潜心研究《伤寒论》、几乎耗尽其毕生精力将所著《伤寒论考评》以飨同道的初衷，于是我萌发了整理正式出版聘贤先生《伤寒论考评》一书的念头，以期让名家的学术遗愿和学术遗产得以彰显，予后学者以启迪。

　　先父丁启后教授在《伤寒论考评》的前言里这样写道：恩师聘贤先生业医四十余年，治学严谨，对中医古籍，无不潜心研究。先生反复强调，皓首穷经，世代相沿，抱残守缺，白白浪费不少为医者的精力，是不可取的。对《伤寒论》一书，先生更是不遗余力，苦心探索。他反复攻读，博览群书，参阅了有关医籍211种，为了研读各家注述，不畏艰辛，四处求寻，走遍大江南北，最后终于在张锡纯、张山雷、何廉臣等名师的引导下，通读了五百多家注本，广采数百家注释精萃，细加研勘，以逐篇逐条、逐句逐字地考其伪讹，评其价值，提出个人见解，完成了《伤寒论考评》的撰写。其书畅所欲言，直截了当，溯本探微，错综有条，或正或讹，或疑或缺，皆条理明晰，旨义畅达，实无顺文敷衍之弊，更阙守陋袭谬之说，堪称嘉惠后学之作。

斗转星移，时光荏苒，聘贤先生已仙逝六十余载，其《伤寒论考评》的正式出版，仍能让我们深刻感受到一位中医学者对中医药文化无限热爱的执着之心，让我们真切感知到一位中医学者敢于革新、勇于实践、实事求是、精益求精的治学精神。

为有利于对《伤寒论考评》一书的阅读研究和加深理解，附篇里增加了原贵阳中医学院（现贵阳中医药大学）基础部医史文献教研室黄鸿飞讲师2009年4月发表于《江西中医学院学报》的文章《王聘贤＜伤寒论考评＞简析》。还收集了《＜医药杂话＞试释》，是贵州省原中医研究所中医师徐元朝、吴学斗整理的聘贤先生遗稿《医药杂话》(1991~1992 年分期发表在《贵阳中医学院学报》)。

此书的出版，可以圆聘贤先生"矢志岐黄，至诚伤寒，大医精诚，笃于后学"之梦。若果真上天有灵，聘贤先生定会含笑而曰："此举善哉！善哉！"

丁丽仙
2018 年春于筑城贵阳

目录

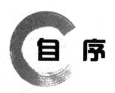

自序

　　《伤寒论》为东汉三国时张机仲景所撰，乃汤液之鼻祖。以前学中医的人，开始就要学《内经》《难经》《伤寒论》《神农本草经》这几种书籍，奉为经典著作，为医门的金科玉律，只要有怀疑或说其中的不是，那就是离经叛道。这种偶像崇拜的思想，弄成了医界捧经的恶习，限制了中医的发展。世界上后起的各国医学，以短的时间，日愈突飞猛进，而中医学仍旧停留在一个阶段，这就是长期受封建制度的影响，所以注释这些经典著作的人，仍像四书五经一样，注不破经，疏不破注，笺不破疏。而狡狯之徒，深知医林不敢离经叛道的心理，欲将自己的学说流传千古，必须用偷天换日的手段，删改古书，羼入其中，或假托名医所著，或伪称仙传，或托得之坟墓，以便后人深信不疑，以致流传的医籍玉石揉杂，真伪难分，徒耗学者的脑力、时光，费力多而成功少，如此敷衍了几千年。历代以来，中医尽管派别复杂，学说分歧，但是对于维持道统、尊崇先圣的宗旨，大致是相同的。有些学者疑古，欲想革命、前进的，受了环境的限制，亦渐渐淹没而不彰。明时袁体庵反对以温热药治温病，驳斥薛张派温补之非，而其名不著于中医界。王清任怀疑古人脏腑学说，恐有错误，亲自观察尸体，遭到陆九芝等的责斥。所以经典著作，在这复古尊经的思想中，随封建社会延续至今。至于这些经典著作的真伪，和其中那些无价值的内容，不敢批判取舍，陈陈相因，总叫后学皓首穷经就是了。这些书都系古文，难于理解，虽有几十几百家的注释，但是众说纷纭，莫衷一是。学医的人，皓首穷经，白耗若干脑力和时光，结果多致望洋兴叹。

沈芊绿说："读《伤寒论》家自为说，不胜驳杂，欲学者如是以为业，恐白首不知所据。"吴鞠通说："仲祖《伤寒论》诚为金科玉律，奈注解甚难。盖代远年淹，中间无不脱简，又为后人妄增，断不能起仲景于九泉而问之，何条在先，何条在后，何处尚有若干文字，何处系后人伪增，惟有阙疑阙殆，择其可信者而从之，不可信者而考之，已尔。"有些人因为注释《伤寒论》的有五百余家，学说分歧，莫衷一是，主张如果要研究《伤寒论》，与其费时日去读那王、李、张、赵的注释，不如研究白文，以自己的钻研玩味，反可获得多少成就，方不至为古人所囿，而又易于找它真正价值的所在，但是这非以元圣的天才，谈何容易。丹波元简说："或谓《伤寒论》只当于原文中，字栉句比，参证互明，以求其归趣，别开心眼，后世注家迂腐之谈，无益方术，一概抹煞可矣。是盖性高明者直如此也，如余则谓金元而降，解释此书者亡虑数十百家，深讨搜穷，各竭其心，其间虽意见各出，得失互存，均之非无追溯仲景渊源者焉。鸣呼，余知识不能逮今人，安能望于前贤矧竭一人之心力智巧？乃孰与假数百年间，数十贤之所竭心力智巧而以为吾也。"丹波所说，不无见地。《伤寒论》被中医界奉为经典著作之一，一千多年来，因为中医系私家研究之学，封建统治者从来未加整理总结而将矛盾的学说统一，以致学医的人，遇到这些纷纭的学说，询问医林前辈，许多前辈也莫名其妙，只说古人是这样说，若要问其底蕴，只有起古人而问之。有些人尚说，清时的《医宗金鉴》，不是经封建统治者乾隆加以总结过的吗？他们不考察《医宗金鉴》中如《伤寒论》的注释，纯系吴谦一人的底稿，经过这种形式，就作为御纂了，也不能认为是集体总结过的著作。所以初学《伤寒论》时，无路可走，无门可入，惟有皓首穷经而已。我个人研究中医学，已到皓首，穷经也穷怕了，因所藏的文献有限，而天资迟钝，也未十分努力钻研，所以对这个经典著作，体会不深，不惟未得升堂入室，并且尚未入门，虽穷到皓首，仍是毫无所得，只有望洋兴叹而已。现值研究经典著作遍于全国之际，初学者恐怕也如我们以前一样，为使《伤寒论》大放光芒于卫生界，以保障人民健康，更好地为建设社会主义社会服务，我个人本着不笃古尊经、不崇玄说的原则，仅就所涉猎肤浅的研究，编纂此《伤寒论考评》一书，供同道们学习研究之参考。

王聘贤

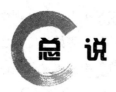

总　说

《伤寒论》为张机仲景所著。《医林列传》曰："张机字仲景，南阳人，受业于同郡张伯祖，善于治疗，尤精于方，举孝廉，官长沙太守，后在京师为名医，于当时为上手。以宗族二百余口，建安纪年以来，未及十稔，死者三之二，而伤寒居其七。乃著论二十二篇，证外合三百九十七法，一百一十三方，其文辞简古奥雅，古今治伤寒者，未有能出其外者也。"林亿引甘宗伯《名医录》，大略相同，但范陈二史、后汉书《三国志》不载仲景专传，又并未散见于郭玉、华佗等传中。然后汉书《党锢传》及何顺传，言同郡张仲景，并载仲景诊王仲宣事，则三国时确有仲景其人也。近人郭象升《张仲景姓名事迹考》说，即是张羡。章太炎《张仲景事状考》否认郭说，说是张羡族人。因史书无传，所以众说纷纭。晋皇甫士安《甲乙经》说，近世太医令撰次《仲景遗论》甚精，皆可施用；晁氏《读书志》题，《伤寒论》汉张仲景述，晋王叔和撰次；甘氏《名医录》载，张仲景《伤寒论》错简，追西晋高平人王叔和撰次成序，得成全书。历代中医学者多说为张仲景所撰，但至东晋时已散乱不全，为王叔和编撰而成，经六朝至隋唐而未见表章者。《隋书·经籍志》梁七录张仲景辨伤寒十卷亡，又载方十五卷，《新唐·艺文志》载王叔和张仲景《药方》十五卷，又《伤寒卒病论》十卷，自序为《伤寒杂病论》合十六卷。林亿校正序曰：张仲景为《伤寒杂病论》，合十六卷，开宝中节度使高继冲曾编录进上，其文理乖错，未尝考证，历代虽藏之书府，亦阙校雠，林亿等始校定《伤寒论》十卷，总二十二篇行世。又《太平御览》引高湛《养生论》，谓叔和撰次《脉经》十卷，编次张仲景《专方论》为三十六卷，大行于世。然《隋志》不载三十六卷，汪琥说仲景为《伤寒杂病论》十六卷，叔和编次，何至遂增二十卷书耶？况仲景当日止著论二十二篇，为《伤寒杂病论》十六卷，《医林列传》则云三十六卷误矣。郑文焯考据说，《伤寒论》十卷，梁以前无称者，《千金方》论伤寒多引仲景之说，张居节纂《史记正义》引王叔和《脉经》，而不及仲景此论，是其书之晚出可论。又云是书自叔和编集而经方始传，《伤寒论》或云十卷，或云合《杂病论》十六卷，或云三十六卷，近世通行本多本成无己本十卷，实则只有十卷，合《杂病论》六卷，方成十六卷，然《金匮要略》则只三卷，宋志载《要略方》三卷，《金匮玉函经》八卷，皆为王叔和集。《金匮玉函经》隋唐时作五卷，清康熙陈士杰刊印本八卷，中多《伤寒论》通行本之条文，非杂病论之书，合隋、唐两志十五卷，亦不合于十六卷之数。至三十六卷之数，有些读者认为较为确切，但三十六卷现存者不过十卷。而六篇只《太阳篇》比较稍多，余皆残缺，以三十六卷之多，现存者寥寥无几，尚可称为籍万病的经典著作乎？廖季平云："叔和只撰次经，非仲景无书，须叔和编纂而成也。后人见《甲乙经》之言，误以为叔和编纂《伤寒论》（廖氏《脉经考》）。"近人洪贯之氏，于康平古本《伤寒论》跋语说，《伤寒论》非出叔和之手，较《脉经》晚出。为一得之见，亦未据以自信云。《伤寒论》有谓为王叔和编纂者，有否认王叔和编纂者，学说两歧，

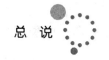

尚有待于学者以后的研究也。

《伤寒论》据诸家考证，汉、晋、唐未见通行，至北宋开宝中节度使高继冲编录进上，林亿等始校定刊印行世。金成无己为首先注释的学者，他的注释本流传全国，并流传至今。《伤寒论》现在通行的有数种版本：①涵芬楼影印明汪济川校刊金成无己注释本，《古今医统》徐熔校刊成无己注本；②廉近影印日人掘川济氏复刊赵开美本（通称宋版《伤寒论》），最近二十年出版日人所藏的康平古本；③晚近出版湖南刘昆湘古本，黄谦刊印桂林罗氏白云阁仲景十二稿古本，四川涪陵刘熔经刊印的古本。金元时成无己本在北方通行，南宋通行郭白云本，元灭宋后只成本孤行。医统本与成本相同，赵开美本刊于成本后约五十年。我国自明以后，此本少流通，最近三四十年始由日本购返影印通行，赵本除首尾与成本稍有不同外，其中六经篇的条文次序皆同，只文字略有增减而已。本书流传至日本枫山秘府，丹波氏以为治平真本，重摹刊印行世。章太炎祖述丹波，谓《伤寒论》其书传于今者，宋开宝中高继冲所献，治平二年林亿所校。明赵开美以宋本摹刻，与成本并行，至清而逸，入日本枫山秘府，安政三年，丹波元简又重摹之，由是复行于中上，算是成本异者，卷首各有目录，方下亦多叔和校语数事及林亿等校语，成本亦尽删之矣。如成本寒实结胸条，与三物小陷胸汤，白散亦可服，林校所引则云三物小白散，成注本不注林校，则终古不得决矣。又如今作鞕者皆作坚（《千金方》同），固瘕作坚瘕。盖孙氏所据为梁本，继冲所献亿等所校者为隋本，一避隋讳，一不避隋也（按《脉理正义》考证，隋以前医书，脉紧皆作脉坚，《千金》脉紧并未改作坚，则章氏仅以鞕、固二字断为梁本，其说可商也）。《金匮玉函经》

八卷之书，成无己、许叔微尚时引其文，而元明以来不可见（清康熙末，学士何焯所钞宋本《金匮玉函经》八卷，医师陈士杰为之校刻。章太炎所云：其书即《伤寒论》。顾篇第、条目、方法或小异，宋林亿等校定序目，略言之矣。《千金翼方》伤寒宜忌别出九目，本于是经，此篇第与《伤寒》有不同也。亿等校定是经，谓亦叔和所集，宋志因之，叔和已集《伤寒论》，必不自为歧异，且其证治总例，言地、水、风、火，合和成人，四气合德，四神安和，一气不调，有一病生，四神动作，四百四病同时俱起，此乃本之释典，非方士方书所有。叔和当晋魏间，释典虽已入中国，士人鲜涉其书，知是经非叔和所集，而为江南诸师秘爱仲景方者所别编，六朝人多好佛，故得引是以成其例耳）。此《伤寒论》十卷独完好，与梁《七录》无异，则天之未绝民命也。虽有拱璧以先驷马，未能诊于此也。顾惕生云：成无己本即林亿校本，而有所损益，并删去其校语者。

陆九芝曰："《千金翼》第九、十卷，为《伤寒论》最前之本，《外台》第一卷，引伤寒诸论者八家，自'阴阳大论'起，至'此则时行之气也'止，为仲景原文。"廖季平云："北宋校本早亡，散见于其他书中，尚可考证。赵开美刻印成氏别本，独存其序，丹波元简误指赵本为林校宋本，亦详细书目之次序，大误。成本出于《千金翼》本，并抄《千金》外序例等而成。成本出于《千金翼》本，《阳明篇》以下多同。成本之大错，在删去《太阳篇》七目，变乱翼本《太阳》七法，及汗吐下以后揉杂为上中下三篇。成本由翼本而出，改易编次，致酿成六经迷阵，成本之罪也。《太阳篇》一百五十余条，几占本书之半。《太阳篇》七法俱备，精通《太阳篇》，余篇迎刃而解。成本变乱七法，有六经而无大例，有杂疗而无正对，徒使后人迷罔。"《伤寒论》通行的这些版本，真伪莫辨，何者是仲景所著，何者于医疗上比较有效，是有待于学人之研究，采择整理，以便后学。至于刘坤湘古本，有易万育、张春江、邓曰仁、周歧隐等指责出其中的伪误；桂林罗哲初十二稿古本，有张拱端的平议。这两部书，虽系后人假托，但亦有可采之处，学者可以参考。刘熔经石室古本流传不广，也是假托。康平本流传不久，近人范行准氏序言提出怀疑的几点，近人丁济民氏说是日人中西维忠所著，假托为康平本。近人陆渊雷、叶橘泉序言说，《伤寒论》传世本以康平本为善。金元以后，数百年来，成本孤行，明清两代，后人羼入者至多，与成氏之元刻本不符，汪徐二本各不相同，方氏以下百家任意删改，使《伤寒论》紊乱不堪。最近出版的《伤寒论》，更如过江之鲫，学者感觉像山阴道上行，有应接不暇之慨。古今资料既多，分析综合，研究整理，改进提高，是有望于青年同志们。注解本书的，据调查目录，有五百余家。国内据赵本注解的，只恽铁樵、陆渊雷、余无言数人而已。《伤寒论》注释，有数百家之多，可谓洋洋大观矣。

《伤寒论》为汤液之鼻祖，祖传为王叔和撰次，今世通行者，金成无己所著十卷是也。丹波、郑文棹等皆谓隋唐无称之者，至宋高继冲呈进，林亿等始校正刊行。本书隋唐虽未通行，但考唐《千金》九卷、《千金翼》九、十两卷，皆论伤寒之文，陆九芝、廖季平二氏，以为即《伤寒论》最前之本。唐王焘《外台秘要》以伤寒冠其首，绪论伤寒凡八家：曰仲景，曰叔和，曰华佗，曰陈廪立，曰范汪，曰陈延之小品，曰《千金》，曰《经心录》，合编一十六首，为伤寒最早可查考之文献。至宋庞安时著《伤寒总病论》，对《伤寒论》有所发挥。宋许叔微著《伤寒发微论》，元归至清中叶，版未通行，知者甚少。《伤寒百论歌》便于学者记诵，仲景无方者，取《千金》《外台》补入，撰《伤寒九十论》《图翼伤寒论》《伤寒类辨》，一百一十三方，述其用法，采《千金》《圣惠》百二十六方，以补《伤寒论》之未备，诚仲景之功臣也。韩祗和著《伤寒微旨》，刘完素著《伤寒论注解》《伤寒总括》，王实著《伤寒证治》，钱闻礼著《伤寒百问》，李棁著《伤寒要旨》，朱肱撰《伤寒类证活人书》，朱奉议著《伤寒百问》，于《伤寒论》亦有发挥。杨士瀛著《伤寒活人总括》，每条撰成歌括，便于初学。郭白云著《伤寒补亡论》，首设问答，次辨平脉，次叙六经，统论证治，其间有无方者，既补以庞氏之说，以下各论治法多采《素》《难》《千金》《外台》《活人》等方论，以补仲景之缺略，亦有功仲景之作也。吴蒙斋著《活人总括》，本李知先《伤寒百问》之歌括也；又撰《指掌》，不过以《活人书》中方论补仲景之未备，其门人熊宗立改编为十卷，并无发挥，不过供后学参考记诵耳。高若讷著《伤寒类纂》，刘醇据著《伤寒秘要》，平尧卿著《伤寒玉鉴》和《类证要略》，陆彦功著《伤寒类证便览》，李子廷著《伤寒十劝》等，可供参考。

金成无己除《注解伤寒论》十卷外，别撰《明理论》四卷。成氏为第一注解《伤寒论》的学者，他晚年著述，但《伤寒论》已非北宋校本（参章、廖诸人考证）。《四库提要》谓具于君臣佐使之义，阐发甚明，严器之序，称无己撰述《伤寒》，义皆前人未经道者，皆在定体分形析证，若同而异者明之，似是而非者辨之，释战栗有内外之诊，论烦躁有阴阳之别，谵语、郑声令虚实之灼知，四逆与厥使浅深之类明。张卿子谓成聊摄引经析义，尤称详恰，虽抵牾附会间或时有，然诸家莫能胜之。章太炎说，依据古经，言必有则，而不通仲景之意者成无己是也。

刘完素著《宣明方论》三卷，今本有十五卷，又撰《伤寒直格》《伤寒标本类萃》，以干支分配脏腑，又分四类、九气五邪、运气有余、不足为病等，与伤寒无涉也。此三书，后世学者以为系伪托。

张洁古著《伤寒保命集》，于仲景有发挥之处。

李嗣庆著《伤寒纂荟》《改正活人书》，张从正《六门二法》、宋云公《伤寒类证》等可供参考。

元李东垣著《伤寒治法举要》，举治法三十二条，立补中等十二方外，又立诸方，于《伤寒论》亦有发挥。后之学者有说李氏过于温补，不足取以为法。

王好古著《此事难知》，祖述东垣，不执仲景方论，而自成一家之言也。

朱丹溪著《伤寒摘疑问目》《伤寒辨疑》，始议脉络，终议证与汤，立论十九条，于仲景亦有所阐扬也。

滑伯仁著《伤寒例钞》《读伤寒论钞》，便于后学记诵。

吴绶著《伤寒蕴要》，便于寻例检方，疗法虽多，经实验者甚少。

马宗素著《伤寒医鉴》，以五运六气、生命得病日时，编成自号歌诀，挟入麻桂等汤，后世学者多议之。近以五运六气有研究之必要，对此有兴趣者，可以费些时光、脑力去研究他。

梁镭洪撰《伤寒心要》，名《张子和心镜别集》，大旨敷衍。常仲明著《伤寒心镜》，托名张子和著，二人宗张子和，药多辛凉。后之学者以二书不惟不是张从正撰，亦非梁、常二人所著，

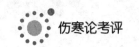

系后人汇辑。

赵嗣真著《活人释疑》，辨活人两感伤寒之误，于《伤寒论》亦有发挥。

王履著《溯洄集》，以《伤寒论》中《阳明篇》无目痛，《少阴篇》言胸背满不言痛，《太阴篇》无嗌干，《厥阴篇》无囊缩，必有脱简。历数诸家，俱不免有微辞，其会通研究，洞悉本源，能贯彻源流，非漫为大言以眩世者。后人汪必昌著《伤寒三说解》，攻击其非，殊失其当。

元末许宏著《金镜内台方议》，其说多以成无己为主，于仲景亦有发挥之处。吕苍洲著《伤寒内外篇》，徐正善著《伤寒补亡论》，叶如庵著《伤寒大易览》等，可供参考。

明杜思敬著《伤寒保命集》，皇甫中著《伤寒指掌》，李浩著《伤寒诊法》等，其中对仲景有发挥之处，可供参考。

熊宗立著《伤寒活人指掌图论》，就吴蒙斋原著有所补充，其《伤寒运气全书》祖述刘温舒、马宗素，后世学者多讥评之。

张兼善著《伤寒石髓》，黄仲理著《伤寒类证便览》，发挥《伤寒》，有功仲景之学。

王日休著《伤寒补疑》，吴荄山著《伤寒诸证辨疑》，盛启东著《伤寒六经辨证》，于仲景亦有发挥之处。

彭养光著《潜溪续论》《新增伤寒蕴要》，增补各种疗法及外治法等，以补吴蒙斋之不足。

王尧卿著《伤寒类证要略》，就六经取其要而集之。

刘宗厚编《伤寒治例》，于仲景学论而外，杂以后贤方治，于《伤寒论》有所发挥。

陶华著《伤寒六书》《伤寒九种》等，汪苓友议其命名鄙俚，辞句重复，辨证不明，方药杂乱，伤寒治例，及各点金；徐春圃谓其论类同，别无方法，不足取法；章太炎谓解《伤寒》者分为三种陋，若陶华属第一种。朱映璧著《全生集》，集陶氏之垂余，无裨实用。

王肯堂著《伤寒准绳》，多采类氏《医学纲目》之义，以经方为主，后贤续法附之，惜其纂注太略，诸方之义，不能明畅。

史阁然著《伤寒论注》，所集原方多宗成氏旧注，所采新方遵陶氏槌法，识者砭之。

陈养晦著《伤寒五法》，其审证列方，多有失当，汪苓友谓其约不分经，动辄增补，其不通更甚于陶氏之杀车槌法，其方药五法，直焚其书可也。陈氏《五法》，现尚流传各处，学人亦有宗之者。

方有执著《伤寒条辨》，其条辨仲景六经文，可谓详且备矣，至其力诋王叔和、成无己，对《伤寒论》多所改纂，以叙例一篇，为叔和伪托而删之。丹波氏谓方氏亦出心裁，非无发挥，然凭私见颠倒经文，实为作俑之人；何廉臣谓方氏能苦心力索，畅所欲言，溯本探微，阐幽发秘，虽未能处处合拍，大端已具；章太炎云才辨自用，颠倒旧篇，时亦能解前人之执，而过或甚焉，则方有执、喻昌是也。

戈维诚著《补天石》，初集九十八候，二集八十九候，载黄耳伤寒、赤肠伤寒、类伤寒等，清代浙江学者有宗之者。

卢之颐著《仲景伤寒论疏钞镵》，辨疏仲景原文，有所阐发。

倪沫龙著《伤寒汇言》，集诸家发挥之学说，以羽翼仲景，有裨后学之作也。万密斋著《伤寒摘锦》，文简意赅，无不应有尽有，初学者得读是书，自是入门之捷径。

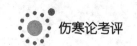

李士材著《伤寒括要》，其证备，其法详，其论简明，书名括要，名副其实。

王乾著《伤寒指南》《伤寒纲目》，汪石山著《伤寒选录》，张景岳著《伤寒典》，马云龙著《伤寒直指》，童养学著《伤寒六书纂要辨疑》，沈贞著《伤寒会通》，杨徇、缪存济著《伤寒撮要》，张太宇著《伤寒心法大成》，张春台著《伤寒世验法》，邢增提著《伤寒指掌详解》，吕复注《伤寒十释》，王震著《伤寒证治明条》，钱鸿声著《伤寒秘籍》，可供参考。

清喻昌著《尚论》五篇，辨论畅达，颇多发挥，颠倒原文之处不少。何廉臣谓喻氏补方氏之阙略，发其所未发，亦仲景功臣；郑文焯谓喻昌作《尚论》，攻击尤详，剿袭方氏之说，自谓复长沙之旧本；林起龙谓昌之所注全出于剽窃方氏，丑辞毒詈，无以复加。后之学者有谓儒者著书尚相祖述，医家融汇旧书，何可遽非，林氏所评，实为门户之见。

张隐庵著《伤寒印宗》《伤寒论集注》，其次序依叔和编次，亦有发挥之处。章太炎曰：假借运气，附会岁露，以实效之书，变为玄谈，则张志聪、陈念祖是也。

张卿子著《伤寒论注》，据成氏原本，增加后贤发明，使成氏之书益增美矣。

王晋三注《伤寒古方通》，沈亮宸著《伤寒选方解》，徐忠可注《伤寒论注》，张锡驹著《伤寒直解》，高鼓峰著《己任编》，钱鸿声著《伤寒秘籍方续集》，陈尧道著《伤寒辨证》，可供参考。

张孝培著《伤寒论类疏》，遵叔和而类疏之，末附病解类，其注仲景书解独出己见，不蹈袭诸家之说，发前人所未发，有裨

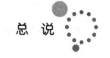

后学之作也。

周禹载注《伤寒三注》，以《条辨》《尚论》为主，二书有未尽善者，以己意补之，书名《三注》，可谓名符其实矣。

林澜著《伤寒折衷》，采《准绳》为多，每篇篇下多有折衷之发挥，然先贤间有错解者，缘经文古奥，义复精深，后学安能洞烛无遗。

钱潢著《伤寒溯源集》，发明义理，有精详之处，能正本溯源，有裨后学。多纪莒庭谓钱氏辨订不遗余力，然或失之太凿，不无胶柱；多纪柳沂曰，是以为临症施治之便者，钱氏《溯源集》是也；何廉臣谓钱氏《溯源集》尚有发明处。

汪琥著《伤寒辨证广注》。辨证者，辨仲景论中直伤寒则集之也；广注者，广其方论，古今伤寒书皆采附也；注者，注其正文，不论先圣后贤，其论皆为解释，其方皆为详考。中伤论别开生面，于仲景有所发挥之作也。

魏念庭著《伤寒本义》，仿方氏例，亦多发挥。

沈明宗著《伤寒六经辨证治法》，亦能阐发仲景，多有发挥。

程应旄著《伤寒论后条辨》注释虽详明，惟闲话太多，引经史百家及歌曲等，于医学无关紧要，至其每条承上启下，注释合理之处，非浅学所能及。丹波氏谓其闲话俚语，失解经之体，其论精密，殆非诸氏所及。

张×著《伤寒钻论续论》，其法其方，有可补仲景之处。其子张畴著《伤寒兼证析义》，设为问答，尚未明备，惟其所用方药稍僻，然不足为本书病也。

秦皇士著《伤寒大白》，注意伤食，盖从经验得来也。

郑重光著《伤寒条辨续注》，本方缺略者补注之，义理未明

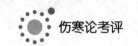

者述之，另撰有《伤寒论条辨》，亦有发挥。

黄元御著《伤寒悬解》《伤寒说意》，蒋示吉著《伤寒翼》，吴庭柱著《伤寒析义》，吴人驹著《伤寒医宗承启》，萧熏著《伤寒经论》，徐国麟著《伤寒典要》，王殿表著《伤寒拟论》，高日震著《伤寒要旨》等，可供参考。

《医宗金鉴》之《伤寒心法》，订正讹误甚多。多纪苣庭则谓《金鉴》汇纂之洽殊为有益，其删改章句，无所不至，抑亦妄矣；徐大椿谓《金鉴》正误存疑二篇亦有可采。

沈金鳌著《伤寒纲目》，中多实验。

柯琴著《来苏集》，病方氏《条辨》之要，定喻氏《尚论》之矜奇，乃逐条逐句，细加研勘，摘出脱文衍文，倒句冗句，或删或正，皆条理疏畅，议论明晰。惟以何者为仲景之言，何者为王氏之笔，并辟林、成二氏三百九十七法之谬，及改讹，补阙诸字，仍不免蹈文擅作聪明之习，似失注者之本分。丹波氏谓柯氏学识颇高，最有所见，但多臆断；多纪柳沂曰，柯氏无顺文释义之弊，阙守陋袭谬之说，旨义明畅，别开生面，割裂旧章，以为类纂，虽不免妄改古人之责，错综有条，秩序井然；何廉臣谓柯氏不无发明，可供采择，放胆删改，虽觉僭妄，颇堪嘉惠后学。以方名论次，又是一局；章太炎云，能卓然自立者，创通大义，莫如浙之柯氏、吴之尤氏。嗟呼，解《伤寒》者百余家，其能自立者，不过二人，斯亦希矣。柯氏破传经之谬，辨三方鼎足之非，知阳明、厥阴为温热，识太阳病为内伤，其余长沙真旨可谓以遇而不以目视矣，其发白句与喻、程诸家同病。但柯氏之说亦有可商者，如伤寒传足不传手之说，在仲景书中，实未明言手经足经之分别，柯氏称太阳与膀胱无关，与肺密切，虽似有理，究属牵强，至《伤寒》六经每日相传、一日一经等语，更不足以取信于今人矣。

尤在泾著《贯珠集》，唐立三云：其首篇言寒之浅者仅伤于卫，风之甚者并及于营，卫之实者风亦难泄，卫之虚者寒亦不固，但当病之有汗无汗，严麻桂之辨，不必执营卫之孰虚孰实，证伤寒、中风之殊，立为正治法、权变法、斡旋法、救逆法、类病法、明辨法、杂治法等，仲景著书之旨，如雪亮月明，令人一目了然，前所未有。多纪柳沂谓尤氏之书，其说多原于柯氏，其分治法仿钱潢而变其例，更出新意以启发之，辞约理赅，直截了当，双珠一贯，足供把玩，是亦活人之手段也。

徐大椿著《伤寒论类方》，简洁明净，多为医林推崇，后人考订其《六经病解》《伤寒约论》等，皆系后人伪托。

舒驰远有《重订伤寒论集注》，多采前人成法，缺少新理发挥，何廉臣谓舒氏对《伤寒论》大半斥为伪撰，取数方痛加诋毁，亦救世之婆心，特未免于狂妄，其意欲使初学者不限古方以害人。

吴坤安著《伤寒指掌》，其书采旧法，以经验发挥，增新法合旧理，有裨于后学之作也。

吴师朗著《伤寒证治明条》，陈士铎著《伤寒辨证录》，何梦瑶著《伤寒论近言》，汪纯粹著《伤寒孝慈备览》《伤寒心悟》，黄钰著《伤寒辨证集解》，郑伯埙著《伤寒辨证扶微》，王梦祖著《伤寒撮要》，沈尧封著《伤寒论谈》，吴仪洛著《伤寒分经》，萧慎斋著《伤寒经论》，王文选著《伤寒活人心法》，陈治著《伤寒近论》，汪纯士著《伤寒论》，顾观光著《伤寒补注》，沈芊绿著《伤寒纲目》，章楠著《伤寒论本旨》，程吉轩著《伤寒提钩》《伤寒析疑》，吕震名著《伤寒寻源》，马良伯著《伤寒集注》《伤寒类编》，高学山著《伤寒集注辨似》，姜国伊著《伤寒方经解》，郑钦安著《伤寒恒论》，关燸南著《伤寒类证》，沈麟著《伤寒问答》，汪蓬石著《伤寒汇注精华》，周学海著《伤寒补例》，覃怀孟著《伤寒点睛》，王立庵著《伤寒新元编》，李钻文著《伤寒释义》，施涛著《伤寒备要》，黄宝臣著《伤寒证集解》，皆可供参考。

陈修园著《伤寒论浅注》《金匮要略浅注》《长沙方歌括》《伤寒真方歌括》《伤寒医诀串解》《伤寒论注》《重订柯氏伤寒论》《伤寒论读》《金匮读》等。陆九芝曰："陈修园《伤寒浅注》本张隐庵、张令韶二家言，撇去叔和，重集诸篇，但就方经分解适得三百九十七书，谓一书便是一法，即为三百九十七法，割却千载葛藤，而《伤寒论》从此康庄大道矣。修园可议之处甚多，《浅注》则皆可读之书也。至修园说《伤寒》本于《内经》，在《浅注》读法里又说按仲景《伤寒》六经，与《内经·热病论》六经宜分别读，王叔和引《热病》为序例，而论中之旨反因以晦。修园解释《伤寒》并不采用运气，在《浅注》读法中又推崇运气，在《神农本草经读》凡例说，隐庵专言运气，其立论多失于蹈虚，《医学实在易》中附张畸运气，不足凭说。修园生平对张景岳不满，特著《新方砭》以攻之。他对脉法，以张心在为主，引石顽学说，谓诊脉是风中马迹，水上月痕，都是不可捉摸的事情。张石顽的牛吹得未免太大了，然而论脉者，大概都是这一类的派头。陈修园不信神乎其神的瞎说，不能不说是他的卓见。《浅注》读法中引仲景自序，遍求法是撰用《素问》，独取寸口法是撰用《八十一难》，为诊寸、关、尺辩护。"唐容川曰："仲景诊脉，周身遍求，乃古法也，与今之诊法不同，修园欲强通其说，将遍诊之法廉入寸口，为今人说法则可。为仲景作法则不可，修园此论，殆不可从。"修园所著的医书太多，互相矛盾，莫之所从，令学者堕入五里雾中，他的《浅注》，于仲景原文中衬以小注，这种小注可以与原文联络起来读，文字是否通畅，是否合理，是有待于学人之研究也。他的著作，庸俗喜其简而易学，所以遍于全国，凡学中医的人，几乎都看过他的书。章太炎以陈氏与张隐庵相提并论，章氏亦未将他的全书仔细看过，陈氏关系全国中医界甚巨，希望后起的学人把他研究整理、批判吸收，也是继承发扬祖国医学遗产的一项工作。

唐容川著《伤寒论浅注补正》，对于陈修园《浅注》，补充辨正之处甚多，对于仲景有所发挥，其驳斥修园以古三部诊法牵强附会于后世寸、关、尺诊法，尤为卓见，亦有裨后学之作也。

陆九芝著《世补斋医书》，流传甚广，于仲景多所发挥，惟其笃信《伤寒论》只阳明有神昏谵语，而斥叶、吴、王温热派心胞昏谵文非，于温热病临床缺少经验。又笃信运气司天在泉等说，以上中下三元甲子分别用寒热之药等，泥古太甚，识者讥之，但其揭破中医界陋习，最有功于病家。其十六卷《医话》十条，多为市医所不知，初学能从此数十条注意，必有进步，是医家不可不读之文。一九一一年以后，何廉臣《增订伤寒广要》《伤寒述义》《伤寒百证歌》《伤寒论识》《通俗伤寒论》《感证宝笺》等，恽铁樵著《伤寒论辑义按》《伤寒研究》，陈无咎著《伤寒论说》，曹家达著《伤寒发微》，包识生著《包氏医宗》一二集，刘仲迈、刘昆湘著《伤寒杂病论义疏》，邹子痕著《伤寒详解》，周歧隐著《伤寒汲古》，傅嬾园著《伤寒正义》，王仲香著《伤寒讲义》，郑

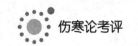

兆辛著《伤寒讲义》，王慎轩著《伤寒纲要讲义》，张寿甫著《伤寒讲义》，胡毓秀著《伤寒折衷》，张拱端著《伤寒汇参》，叶劲秋著《仲景学说之分析》，谭次仲著《伤寒讲义》，黄谦著《伤寒集注》，黎天佑著《伤寒崇正编》，祝味菊著《伤寒新义》，卢抑甫著《渡边主证治疗学》，陆渊雷著《伤寒今释》，余无言著《伤寒新义》，王和安著《伤寒新注》，阎德润著《伤寒论平释》，新中国成立以后各省个人出版的《伤寒论》著述，或集体编纂的《伤寒讲义》，实难于枚举。何书能够临床实践，有待以后研究。

《伤寒论》王叔和撰次，宋林亿等据高继冲呈进本校刊，始通行于世。成本、郭本各行南北。方氏以后，诸家以意改纂，以致版本复杂。清代受考据学影响，考证伪讹，不遗余力，学说分歧，莫衷一是，致学人虽皓首穷经，多致望洋兴叹。有些学人说，中医的书籍，不要问其真伪，不必费脑力、时光去做那些无谓的参证，只问其对预防疾病、治疗疾病，临床上反复行之有效与否，来决定其价值，不必空作无谓的争论。若要穷经追问，只有起古人而问之，这尚属正确的言论。不过，中医书籍万有余部，治疗千差万别，习医者谁人能够读遍全书？何人能试遍古今方药？一疾病一专题的研究，只能作个人或少数集体的小结总结，若要作代表中医学的小结总结，非数十年、数百年不可。有些个别的医院、个别的人，以一个区域、一个单位的经验，就批判整个中医的不对，在杂志或出版界可以随时看见，这是挟成见之过。至于打破循源溯流和考证的限制，可以指鹿为马，可以信口雌黄，那是方便极了，学医者莫不举手加额称庆。最近几年来，出版界载汉时董奉卢山的杏林，说是唐时孙思邈终南山之故事；唐时药王韦讯道号慈藏，说是印度人；宋时的《局方》至宝丹，说是出于仲景《伤寒论·厥阴》；《内外经》的《外经》，说是医案。还有说仲景到东晋王叔和时已有八百年了，黄芪、党参、白术是泻相火之剂，黄芪、党参、杜仲是育阴潜阳之方，附子理中汤、八味丸是治阴虚的好药等。像这些呼牛唤马，自我作古，省事得多，自由极了，打破了一切清规戒律，中医的书籍可以束之高阁矣，尚有研究之可言哉？

《伤寒论》自北宋校刊通行后，因残缺不全，千百年来，研究本书的学者辈出，因为是汤液的鼻祖，经典著作，凡研究中医的都要研究他。笃古尊经的，如柯琴谓伤寒、杂病异轨同辕，六经本位百病立法，不专系伤寒；陈修园曰是书虽论伤寒，而百病在其中；陆九芝谓废《伤寒》则六经失传，废六经则万病失传；恽铁樵谓《伤寒论》关系中医的存亡；某《讲义》说研好《伤寒论》，对于任何疾病都可以左右逢源，迎刃而解。反对的，如许叔微曰，读仲景书，不能沟通诸医说，以发明其奥旨，专守一书者，吾未见其能通也；廖季平曰，读《伤寒》一部，便欲摒弃各书不读，谓可通治百病，此实为大恶派，误读《伤寒论》而死人者，不知凡几，不能罪仲景也；沈芊绿、吴鞠通二氏之说，见篇首序言。尊经者，说得《伤寒论》是金科玉律之宝籍。反对者，谓呆守一书，未见能将他弄通，以此为业，恐白首而不知所据，读《伤寒论》而死人者，不知凡几。学说两歧。郑文焯曰：窃谓是论本仲景未成之书，叔和论次，止名一家之言，自宋庞安时、朱肱、许叔微、韩祗和、王实之流互相阐发，变通于其间，而叔和之学微，金元成无己、刘完素、马宗素诸家，又从而难宋人之所学。明方有执、刘纯、皇甫中并叔和而非之，而仲景书几无完本。近世如喻昌、张璐、张登、张倬、徐大椿、吴仪洛、郑书光、黄元御诸书，患得患失，伐异党同，其攻取既不资经史之佐证，其门户又非若汉宋之师承，此一是非，彼一是非，必待审证饮药而后知之，此班志引谚有病不治常得中医也。郑氏所说，必待审证饮药而后知之，即是实践是检验真理的标准。现在各省各处皆设有医院，中西合作，请经方大师从事治疗，经细密的观察，作忠实的记录，鼓吹经方的学者，请他们来边区讲学，作现场会议，像西医的讲学团一样，理论联系实际，使经典著作放光芒于卫生界，保障人民健康，更好的为建设社会主义社会服务，这是有待于今后进行的重点工作。

各篇考评

仲景自序考评

〔原文〕余每览越人入虢之诊，望齐侯之色，未尝不慨然叹其才秀也。怪当今居世之才，曾不留神医药，精究方术，上以疗君亲之疾，下以救贫贱之厄，中以保身长全，以养其生，但竞逐荣势，企踵权豪，孜孜汲汲，惟名利是务，崇饰其末，忽弃其本，华其外而悴其内，皮之不存，毛将安附焉。卒然遭邪风之气，婴非常之疾，患及祸至，而方震栗，降志屈节，钦望巫祝，告穷归天，束手受败。赍百年之寿命，持至贵之重器，委付凡医，恣其所措。咄嗟呜呼，厥身已毙，神明消灭，变为异物，幽潜重泉，徒为啼泣。痛夫，举世昏迷，莫能觉悟，不惜其命，若是轻生，彼何荣势之云哉。而进不能爱人知人，退不能爱身知己，遇灾值祸，身居厄地，蒙蒙昧昧，蠢若游魂。哀乎，趋世之士，驰竞浮华，不固根本，忘躯徇物，危若冰谷，至于是也。

余宗族素多，向余二百，建安纪年以来，犹未十稔，其死亡者，三分有二，伤寒十居其七。感往昔之沦丧，伤横夭之莫救，乃勤求古训、博采众方，撰用《素问》《九卷》《八十一难》《阴阳大论》《胎胪药录》，并平脉

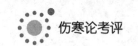

辨证，为《伤寒杂病论》，合十六卷，虽未能尽愈诸病，庶可以见病知源，若能寻余所集，思过半矣。

夫天布五行，以运万类，人禀五常，以有五脏，经络腑俞，阴阳会通，玄冥幽微，变化难极，自非才高识妙，岂能探其理致哉。上古有神农、黄帝、岐伯、伯高、雷公、少俞、少师、仲文，中世有长桑、扁鹊，汉有公乘阳庆及仓公，下此以往，未之闻也。观今之医，不念思求经旨，以演其所知；各承家技，始终顺旧，省疾问病，务在口给。相对斯须，便处汤药，按寸不及尺，握手不及足，人迎跌阳，三部不参，动数发息，不满五十，短期未知决诊，九候曾无仿佛，明堂阙庭，尽不见察，所谓窥管而已。夫欲视死别生，实为难矣！

孔子云：生而知之者上，学则亚之，多闻博识，知之次也。余宿尚方术，请事斯语。

【考评】《伤寒论》仲景自序，历代学者意见分歧。崇《内经》者，因序中有"撰用《素问》《九卷》"等语，使用《内经》六经、十二经络来解释《伤寒论》，多说自序是真的，是仲景所作。元·吴澄曰："序中所引《素问》《九卷》《八十一难》《阴阳大论》《胎胪药录》等书，质之于论中，未尝有一本于此者。又所谓五行、经络之说，三部九候、明堂、阙庭之诊，论中未尝说，序乃说之，何其说之矛盾乎？况仲景建宁人，而标曰建安，身在东汉，而题曰后汉之类，凿凿乎是证后人之手痕。此序亦与卫宏诗序同出于后人，假托无疑矣。"廖季平曰："自序一篇，唐本所无，《千金》两书、《外台》《脉经》皆不载。其末尾'天布五行'一段，系《千金》首卷、治病署例文之首段；其序之首段，系出《备急千金要方》叙言末段。"我们照吴廖二氏所说考之,尚属正确。若以为序言为仲景真序,则唐诸本皆当照录,无遗漏之理。叔和撰次《脉经》亦当全录。

后之学者,有人说,自序文字卑弱,不类汉文,措辞造句,有类六朝文字,疑是六朝人假托;有人说,多数学者认为是张仲景写的自序。在封建社会里,多数学者因为要以《内经》来解释《伤寒论》,又要尊《内经》为第一部经典著作,仲景《伤寒论》乃是承袭《内经》而来,所以要说是真的,是仲景自写的。我们今天应该实事求是,若承认自序是真的,则《伤寒论》全部皆伪,全部可烧,全国中医立可废止。何也?照吴澄、廖季平、山田氏、章太炎、陆渊雷、阎德润等说,撰用《素问》,然沿其名而不袭其实,其中无《素问》之语,且与《素问》多矛盾。中西维忠曰:"撰用《素问》《九卷》至明堂阙庭之言,全书未尝有于此者,其他又皆不与论相恢也,而其不出于仲景氏之手矣,必是后之学者,不惟仲景之本旨,伪拟以欺人者耳。"陆渊雷曰:"仲景书同于《素问》者,十无一二;同于《灵枢》者,百无一二。惟《辨脉》《平脉》《伤寒例》及《可与不可》诸篇,多出《灵》《素》,则叔和编次之文,非仲景之旧矣。"又曰:"本论之说,与《素问》多不同。注家不知其义,以为轩岐是圣人,仲景亦圣人,先圣后圣,其挨当一。于是以《素问》释《伤寒》,而《伤寒》之义晦;以《伤寒》释《素问》,而《素问》之义亦晦。心知其难通,则作回曲附会之词,以求《素问》之相合。真如衣败絮行荆棘中,无一不挂。"

此外,仲景《伤寒论》内容与自己序言不符。自序说:"人迎、趺阳,三部不参。"人迎与趺阳并见,只序中言之。《伤寒论》

中，无人迎之明文。有人解释颈侧动脉是人迎，足背部前胫动脉是跌阳。然，论中又有诊寸口及少阴肾脉（太溪）之明文，照自序所言，人迎、跌阳，再加上寸口、少阴是四部，论中又无人迎之诊。《伤寒论》内容与自序相矛盾。若多数学者承认是仲景自序，直可火其书为直捷了当，何以奉为经典著作乎？

总之，仲景自序乃后人所凑成，当予删除。

辨脉法第一考评

〔原文〕问曰：脉有阴阳者，何谓也？答曰：凡脉大、浮、数、滑，此名阳也；脉沉、涩、弱、弦、微，此名阴也。凡阴病见阳脉者生，阳病见阴脉者死。

【考评】周之徵曰："阴阳可以分见，亦可以互见。苟大而兼涩兼迟，得不名阴乎？弦而兼数兼滑，得不名阳乎？阴病阳脉，如虚劳脉大，下利脉滑皆是，岂可以为生？"张山雷曰："阴寒不足之病，亦时有真元已竭，而脉反搏击刚劲者，则为无胃气。和缓之真脏脉，不可误作阴病转阳而妄汗。"李时珍曰："伤寒有单伏、双伏，不得谓为阳症见阴脉也，乃火邪内郁不得发越，阳极似阴也。"张山雷曰："阳热有余之病，且多窒塞结实，而脉乃涩小沉伏者，是为热深厥深之大实症，岂可谬以为阳病阴脉，而不为之开泄？是又别有一种病情脉理，所谓言岂一端，各有所当。学者不容执一不通，呆死于古人成言之下。"吴又可曰："温疫得表证，神色不改，忽然六脉如丝，甚至于无。今有此脉象，应下失下，内结壅闭，营气逆于内，不能达于四末，此脉厥也。医以为阳病得阴为不治，妄而弃之，以此误人甚众。此宜承气缓缓

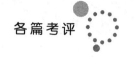

下，六脉自生。"

〔**原文**〕问曰：脉有阳结阴结者，何以别之。答曰：其脉浮而数，能食，不大便者，此为实，名曰阳结也。期十七日当剧。其脉沉而迟，不能食，身体重，大便反硬，名曰阴结也。期十四日当剧。问曰：病有洒淅恶寒而复发热者，何？答曰：阴脉不足，阳往从之；阳脉不足，阴往乘之。曰：何谓阳不足。答曰：假令寸口脉微，名曰阳不足，阴气上入阳中，则洒淅恶寒也。曰：何谓阴不足。答曰：假令尺脉弱，名曰阴不足，阳气下陷入阴中，则发热也。阳脉浮，阴脉弱者，则血虚。血虚则筋急也。其脉沉者，荣气微也。其脉浮而汗出如流珠者，卫气衰也。荣气微者，加烧针，则血流不行，更发热而躁烦也。脉蔼蔼，如车盖者，名曰阳结也。脉累累，如循长竿者，名曰阴结也。脉瞥瞥，如羹上肥者，阳气微也。脉萦萦，如蜘蛛丝者，阳气衰也。脉绵绵，如泻漆之绝者，亡其血也。脉来缓，时一止复来者，名曰结；脉来数，时一止复来者，名曰促。阳盛则促，阴盛则结，此皆病脉。

【**考评**】张山雷曰："《太阳篇》云：'太阳病，身黄脉沉结……抵当汤主之。'此'结'字只作结实，乃凝结之意。如果按本篇所谓阴脉盛为结，则又安有径用大黄之理？"此外，《太阳篇》还云："脉按之来缓而时一止，复来者名曰结……脉来动而中止，不能自还，因而复动，名曰代……得此脉者，必难治。"说明仲景以结、代对举，而中言结为一止复来，代则一时不能自还，是以歇止之暂，为结、代之明辨。然而，本篇竟以促为数中一止，结为缓中一止。其大背仲景本旨。六朝以后所谓歇止脉，与仲景所谓歇止脉绝然不同，而其误即由叔和一人所造成。直到明代张景岳才识得结之歇止，包涵阴阳两症在内，一洗六朝以后阳促阴结之陋习，其识力最真。

〔原文〕阴阳相搏，名曰动。阳动则汗出，阴动则发热。形冷、恶寒者，此三焦伤也。若数脉见于关上，上下无头尾，如豆大，厥厥动摇者，名曰动也。阳脉浮大而濡，阴脉浮大而濡，阴脉与阳脉同等者，名曰缓也。

【考评】张山雷曰："叔和此条注重阴阳同等为本人缓脉之标准，殊不知缓脉亦有常脉与病脉之分。如《千金翼》、李濒湖、李士材、程观泉、陈修园皆言无病缓脉，王启玄、滑伯仁、吴山甫、丹波氏、周学海皆言有病之缓脉。

〔原文〕脉浮而紧者，名曰弦也。弦者状如弓弦，按之不移也。脉紧者，如转索无常也。脉弦而大，弦则为减，大则为芤。减则为寒，芤则为虚。寒虚相搏，此名为革。妇人则半产、漏下，男子则亡血、失精。问曰：病有战而汗出，因得解者，何也？答曰：脉浮而紧，按之反芤，此为本虚，故当战而汗出也。其人本虚，是以发战。以脉浮，故当汗出而解也。若脉浮而数，按之不芤，此人本不虚；若欲自解，但汗出耳，不发战也。问曰：病有不战而汗出解者，何也？答曰：脉大而浮数，故知不战汗出而解也。问曰：病有不战、不汗出而解者，何也？答曰：其脉自微，此以曾经发汗，若吐、若下、若亡血，以内无津液，此阴阳自和，必自愈，故不战、不汗出而解也。问曰：伤寒三日，脉浮数而微，病人身凉和者，何也？答曰：此为欲解也，解以夜半。脉浮而解者，濈然汗出也；脉数而解者，必能食也；脉微而解者，必大汗出也。问曰：脉病，欲知愈未愈者，何以别之？答曰：寸口、关上、尺中三处，大小、浮沉、迟数同等，虽有寒热不解者，此脉阴阳为和平，虽剧当愈。

【考评】以"脉病"至"虽剧当愈"，即叔和论阴阳同等为平人和缓脉之标准。然既是平人无病，又安有预后佳良之可言？实言理不通也。

〔原文〕问曰：凡病欲知何时得？何时愈？答曰：假令夜半得病者，明日日中愈；日中得病，夜半愈。何以言之？日中得病，夜半愈者，以阳得阴则解也。夜半得病，明日日中愈者，以阴得阳则解也。寸口脉浮为在表，沉为在里，数为在腑，迟为在脏。假令脉迟，此为在脏也。趺阳脉浮而涩，少阴脉如经也，其病在脾，法当下利。何以知之？若脉浮大者，气实血虚也。今趺阳脉浮而涩，故知脾气不足，胃气虚也。以少阴脉弦而浮，才见此为调脉，故称如经也。若反滑而数者，故知当屎脓也。寸口脉浮而紧，浮则为风，紧则为寒。风则伤卫，寒则伤荣。荣卫俱病，骨节烦疼，当发其汗也。趺阳脉迟而缓，胃气如经也。趺阳脉浮而数，浮则伤胃，数则动脾，此非本病，医持下之所为也。荣卫内陷，其数先微，脉反但浮，其人必大便硬，气噫而除。何以言之？本以数脉动脾，其数先微，故知脾气不治，大便硬，气噫而除。今脉反浮，其数改微，邪气独留，心中则饥，邪热不杀谷，潮热发渴，数脉当迟缓，脉因前后度数如法，病者则饥，数脉不时，则生恶疮也。师曰：病人脉微而涩者，此为医所病也。大发其汗，又数大下之，其人亡血，病当恶寒，后乃发热，无休止时。夏月盛热，欲著复衣，冬月盛寒，欲裸其身，所以然者，阳微则恶寒，阴弱则发热。此医发其汗，令阳气微，又大下之，令阴气弱。五月之时，阳气在表，胃中虚冷，以阳气内微，不能胜冷，故欲著复衣；十一月之时，阳气在里，胃中烦热，以阴气内弱，不能胜热，故欲裸其身。又阴脉迟涩，故知亡血也。脉浮而大，心下反硬，有热，属脏者攻之，不令发汗，属腑者，不令溲数，溲数则大便硬，汗多则热愈，汗少则便难，脉迟尚未可攻。脉浮而洪，身汗如油，喘而不休，水浆不下，体形不仁，乍静乍乱，此为命绝也。又未知何脏先受其灾，若汗出发润，喘不休者，此为肺先绝也。阳反独留，形体如烟熏，直视摇头，此心绝也。唇吻反青，四肢漐漐者，此为肝绝也。环口黧黑，柔汗发黄者，此为脾绝也。溲便遗失、狂言、目反直视者，此为肾绝也。又未知何脏阴阳前绝，若阳气前绝，阴气后竭者，其人死，身色必赤，腋下温，心下热也。寸口脉浮大，而医反下之，此为大逆。浮则无血，大则为寒，寒气相搏，则为肠鸣，医乃不知，而反饮冷水，令汗大出，水得寒气，冷必相搏，其人即噎。趺阳脉浮，浮则为虚，浮虚相搏，故令气噎，言胃气虚竭也。脉滑，则为哕。此为医咎，责虚取实，守空迫血。脉浮，鼻中燥者，必衄也。诸脉浮数，当发热，而洒淅恶寒，若有痛处，饮食如常者，蓄积有脓也。脉浮而迟，面热赤而战惕者，六七日当汗出而解；反发热者，差迟。迟为无阳，不能作汗，其身必痒也。寸口脉阴阳俱紧者，法当清邪中于上焦，浊邪中于下焦。清邪中上，名曰洁也；浊邪中上，名曰浑也。阴中于邪，必内栗也，表气微衰，里气不守，故使邪中于阴也。阳中于邪，必发热、头痛、项强、颈挛、腰痛、胫酸，所为阳中雾露之气，故曰清邪中上。浊邪中下，阴气为栗，足膝逆冷，便溺妄出，表气微虚，里气微急，三焦相混，内外不通。上焦怫郁，脏气相熏，口烂食断也。中焦不治，胃气上冲，脾气不转，胃中为浊，荣卫不通，血凝不流。若卫气前通者，小便赤黄，与热相搏，因热作使，游于经络，出入脏腑，热气所过，则为痈脓。若阴气前通者，阳气厥微，阴无所使，客气内入，嚏而出之，声嗢咽塞，寒厥相逐，为热所拥，血凝自下，状如豚肝。阴阳俱厥，脾气孤弱，五液注下，下焦不阖，清便下重，令便数难，脐筑湫痛，命将难全。脉阴阳俱紧者，口中气出，唇口干燥，踡卧足冷，鼻中涕出，舌上胎滑，勿妄治也。到七日已来，其人微发热，手足温者，此为欲解；或到八日已上，反大发热者，此为难治。设使恶寒者，必欲呕也；腹内痛者，必欲利也。脉阴阳俱紧，至于吐利，其脉独不解，紧去入安，此为欲解。若脉迟，至六七日不欲食，此为晚发，水停故也，为未解；食自可者，为欲解。病六七日，手足三部脉皆至，大烦而口噤不能言，其人躁扰者，必欲解也。若脉和，其人大烦，目重，睑内际黄者，此为欲解也。脉浮而数，浮为风，数为虚，风为热，虚为寒，风虚相搏，则洒淅恶寒也。脉浮而滑，浮为阳，滑为实，

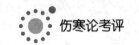

阳实相搏，其脉数疾，卫气失度，浮滑之脉数疾，发热汗出者，此为不治。伤寒咳逆上气，其脉散者死。谓其形损故也。

【考评】此《辨脉法》一篇乃王叔和伪撰，成无己羼入，其文辞浅陋，错谬甚多。如陆九芝曰："仲景《伤寒论·自序》所谓平脉辨证，为《伤寒杂病论》十六卷，是说平其脉、辨其证以成此十六卷之论，非于论外别有《平脉》《辨脉》两篇，故《千金》《外台》亦无此两篇。"浅田氏曰：《辨脉法》文体议论，不与他篇吻合，别是一书。系后世根据医经脉语而溶铸为篇者也。其脉蔼蔼如车盖章，出《素问·平人气象论》及《难经·十五难》；脉来缓，时一止章，出《伤寒论·太阳下》；脉弦而大章，出《金匮·血痹虚劳》《金匮·惊悸吐衄》及《金匮·妇人杂病》。其他脉证揉杂，卤莽烦重，无足信者。"陈桷曰："《伤寒论》之《辨脉法》乃后人伪撰，成无己羼入。"由上，造成中医脉学复杂分歧，混乱不堪。如脉分配脏腑于左右手，各不相同；脉的分类和数目，各不相同；脉所主的证候，各不相同。众说纷纭，莫衷一是。脉学之分歧、复杂、难学，有甚于《伤寒论》，此乃中医之所以为世诟病也。因无统一的脉学，又只可以意会而不可以言传，教导后学者胸中了了，指下难明，所以临证望、闻、问、切四诊，切脉居末。同道中若于此道钻研有心得者，希望加以整理。望、闻、问、切四诊和舌苔学、腹诊等，须成独立的一门，使它成为有用之学，使后进学能致用，庶能生成于二十世纪。如以《辨脉》《平辨》这些条文拿出来作为经典，是自处绝境。

平脉法第二考评

〔原文〕问曰：脉有三部，阴阳相乘。荣卫血气，在人体躬。呼吸出入，上下于中，因息游布，津液流通。随时动作，效象形容，春弦秋浮，冬沉夏洪。察色观脉，大小不同，一时之间，变无经常，尺寸参差，或短或长。上下乖错，或存或亡。病辄改易，进退低昂。心迷意惑，动失纪纲。愿为具陈，令得分明。师曰：子之所问，道之根源。脉有三部，尺寸及关。荣卫流行，不失衡铨。肾沉心洪，肺浮肝弦，此自经常，不失铢分。出入升降，漏刻周旋，水下二刻，一周循环。当复寸口，虚实见焉。变化相乘，阴阳相干。风则浮虚，寒则牢坚；沉潜水蓄，支饮急弦；动则为痛，数则为烦。设有不应，知变所缘，三部不同，病各异端。太过可怪，不及亦然，邪不空见，中必有奸，审察表里，三焦别焉，知其所舍，消息诊看，料度腑脏，独见若神。为子条记，传与贤人。

【考评】内藤曰："此《平脉法》之序论，隐括《素》《难》之文。设问答，文有叶韵，似古雅。然其所问之事，与所答之言，瞆瞆乎不明矣。苟读《素》《难》，则知此'问''答'皆属赘言。"廖季平曰："仲景书中，凡'问曰'皆后人附记；'师曰''答曰'亦皆后世附记，师非仲景。此段文有叶韵，原引自《脉法赞》。其《脉法赞》虽不详何人所作，但大抵出于《难经》之后。"

〔原文〕师曰：呼吸者，脉之头也。初持脉，来疾去迟，此出疾入迟，名曰内虚外实也。初持脉，来迟去疾，此出迟入疾，名曰内实外虚也。

【考评】廖季平曰："动脉无来去之分。凡《内经》言来去者，皆为候气行针法，伪《难经》误以为说脉，此篇又袭之。唐宋以下书，凡祖述《难经》者，皆为伪书。"

〔原文〕问曰：上工望而知之，中工问而知之，下工脉而知之，愿闻其说。师曰：病家人请云，病人苦发热，身体疼，病人自卧。师到，诊其脉，沉而迟者，知其差也。何以知之？表有病者，脉当浮大，今脉反沉迟，故知愈也。假令病人云，腹内卒痛，病人自坐。师到，脉之，浮而大者，知其差也。何以知之？若里有病者，脉当沉而细，今脉浮大，故知愈也。

【考评】内藤曰："此切脉而知之说也。然，其文陋劣，不胜观矣。"

〔原文〕师曰：病家人来请云，病人发热，烦极。明日师到，病人向壁卧，此热已去也。设令脉不和，处言已愈。设令向壁卧，闻师到，不惊起而盼视，若三言三止，脉之，咽唾者，此诈病也。设令脉自和，处言汝病大重，当须服吐下药，针灸数十百处，乃愈。

【考评】内藤曰："此望而知之之术也，戏剧之事也。"《金鉴》曰："脉若不和，如何言愈，'不和'应改为'自和'。"

〔原文〕师持脉，病人欠者，无病也。脉之，呻者，病也。言迟者，风也。摇头言者，里痛也。行迟者，表强也。坐而伏者，短气也。坐而下一脚者，腰痛也。里实护腹，如怀卵物者，心痛也。

【考评】内藤曰："此闻而知之又望而知之之术也，以欠呻欲知病与不病者，无识见之甚也。盖当时之人有如此奸，而医人亦有此伎俩也。不可以为教矣。"

〔原文〕师曰：伏气之病，以意候之，今月之内，欲有伏气。假令旧有伏气，当须脉之。若脉微弱者，当喉中痛似伤，非喉痹也。病人云：实咽中痛。虽尔今复欲下利。

【考评】内藤曰："《素》《难》无伏气之病，故不可解。"

〔原文〕问曰：人病恐怖者，其脉何状？师曰：脉形如循丝累累然，其面白脱色也。问曰：人不饮，其脉何类？师曰：其脉自涩，唇口干燥也。问曰：人愧者，其脉何类？师曰：脉浮，而面色乍白乍赤。

【考评】内藤曰："以上三条非病，而察色诊脉和一时之变也。无用于治疗之术矣。"

〔原文〕问曰：经说，脉有三菽、六菽重者，何谓也？师曰：脉者，人以指按之，如三菽之重者，肺气也；如六菽之重者，心气也；如九菽之重者，脾气也；如十二菽之重者，肝气也；按之至骨者，肾气也。假令下利，寸口、关上、尺中悉不见脉，然尺中时一小见，脉再举头者，肾气也。若见损脉来至，为难治。

【考评】内藤曰："此《难经》第五篇之说，而大背越人之意也。越人所谓菽法者，不拘寸、关、尺三部，唯以轻重五等定五脏之部位也。"廖季平曰："三菽六菽，全出《难经》，古书所无，以为经说，是直为伪《难经》作传矣。《伤寒论》云三部无脉，后人据伪法羼入寸口、关上、尺中六字，不知仲景之三处，非寸、关、尺。今本《千金》寸口、关上、尺中六字，考《医心方》，只作血脉二字。此后人据晚说改古书之实据也。"此寸、关、

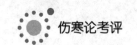

尺诸部伪法，丹波《脉学辑要》已尽删，而以一脉说之矣。

〔原文〕问曰：脉有相乘，有纵、有横、有逆、有顺，何也？师曰：水行乘火，金行乘木，名曰纵；火行乘水，木行乘金，名曰横；水行乘金，火行乘木，名曰逆；金行乘水，木行乘火，名曰顺也。

【考评】廖季平曰："此条祖述《难经》五行之说而失其意。脉如何可以纵横言？《伤寒论》中纵横二条亦后人羼入，日本喜多义疏已驳之矣。阴阳五行，古为专家，乃治平学说，《难经》纠缠五行，以政治法移之医学，此为大误。"

〔原文〕问曰：脉有残贼，何谓也？师曰：脉有弦、紧、浮、滑、沉、涩，此六脉名曰残贼，能为诸脉作病也。

【考评】内藤曰："凡脉和缓之外，皆病脉也。病脉岂有不残贼者乎？"

〔原文〕问曰：脉有灾怪，何谓也？师曰：假令人病，脉得太阳，与形证相应，因为作汤。比还送汤如食顷，病人乃大吐，若下利，腹中痛。师曰：我前来不见此证，今乃变异，是名灾怪；又问曰：何缘作此吐利？答曰：或有旧时服药，今乃发作，故为灾怪耳。

【考评】内藤曰："此俗师蔽过者之言，行之卑俗，问答不相应。"廖季平曰："虚立此等怪诞之名辞，亦如曰家之神人，名号愈凶者，愈无实用。'脉得太阳'，此四字不通，太阳岂有一定之脉。本条凡诊而未审，皆可借口矣。前服何药，早当问之。太阳乃表症病名，所举皆里症，文义亦不通。"

〔原文〕问曰：东方肝脉，其形如何？师曰：肝者木也，名厥阴，其脉微弦濡弱而长，是肝脉也。肝病自得濡弱

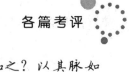

者，愈也。假令得纯弦脉者，死。何以知之？以其脉如弦直，是肝脏伤，故知死也。南方心脉，其形何似？师曰：心者火也，名少阴，其脉洪大而长，是心脉也。心病自得洪大者，愈也。假令脉来微去大，故名反，病在里也。脉来头小本大者，故名复，病在表也。上微头小者，则汗出；下微本大者，则为关格不通，不得尿。头无汗者可治，有汗者死。西方肺脉，其形何似？师曰：肺者金也，名太阴，其脉毛浮也，肺病自得此脉。若得缓迟者，皆愈；若得数者，则剧，何以知之？数者南方火，火克西方金，法当痈肿，为难治也。

【考评】内藤曰："此三条剽窃《难经·十五难》之意。而至于吉凶，则三条各异也，皆《素问》之说，而属重复无用之言。缺北方之脉者，盖脱简也。"廖季平曰："《内经》所云皆五行家言，非治病正宗，《难经》推衍五行，使人迷罔。脉既无来去可言，安有来微去大，头小本大之别？钩非脉象，脉无钩形，四时之弦毛石规矩权衡可类推。此三条非医病法，实为无用之言。"

〔原文〕问曰：二月得毛浮脉，何以处言至秋当死？师曰：二月之时，脉当濡弱，反得毛浮者，故知至秋死。二月肝用事，肝脉属木，应濡弱，反得毛浮脉者，是肺脉也。肺属金，金来克木，故知至秋死。他皆仿此。

【考评】内藤曰："此采《难经·十五难》与《素问·脏气法时论》以立论也，不过推相生相克之例。"廖季平曰："人之脉气，四时如一，此四时指四方言，非谓一人之脉，四时四变也。"

〔原文〕师曰：脉，肥人责浮，瘦人责沉。肥人当沉，今反浮；瘦人当浮，今反沉，故责之。

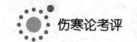

【考评】内藤曰:"肥人瘦人责浮沉,以实地言,然非经言。"

〔原文〕师曰:寸脉下不至关,为阳绝;尺脉上不至关,为阴绝。此皆不治,决死也。若计其余命死生之期,期以月节克之也。

【考评】内藤曰:"前句乃阴绝,后乃阳绝,今此倒置。"廖季平曰:"至阴绝二句,实抵肺经经渠一动,相连一贯,非有三截,更无长短之可言。望文生造此种伪说,徒迷罔后人而已。"

〔原文〕师曰:肺病人不病,名曰行尸,以无王气,卒眩仆不识人者,短命则死。人病脉不病,名曰内虚,以无谷神,虽困无苦。

【考评】内藤曰:行尸见《难经·十四难》,但与《难》说不同。"人病脉不病"以下,不通之论也。人病脉不病者,不可曰"内虚"也;无谷神者,不可有"虽困无苦"之理也,且"困苦"二字,义不甚异,曰"虽困不苦",则不通也。

〔原文〕问曰:翕奄沉,名曰滑,何谓也?沉为纯阴,翕为正阳,阴阳和合,故令脉滑。关尺自平,阳明脉微沉,食欲自可。少阴脉微滑,滑者紧之浮名也,此为阴实,其人必股内汗出,阴下湿也。

【考评】内藤曰:"此条之义不可解,如诸家之说,可谓越人语,胡人之肥瘠也。"

〔原文〕问曰:曾为人所难,紧脉从何而来。师曰:假令亡汗,若吐,以肺里寒,故令脉紧也。假令咳者,坐饮冷水,故令脉紧也。假令下利,以胃中虚冷,故令脉紧也。

【考评】内藤曰:"举一紧脉,以辨肺寒与胃寒,一偏之

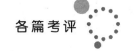

说耳。"

〔原文〕寸口卫气盛，名曰高。荣气盛，名曰章。高章相搏，名曰纲。卫气弱，名曰惵。荣气弱，名曰卑。惵卑相搏，名曰损。卫气和，名曰缓。荣气和，名曰迟。迟缓相搏，名曰沉。

【考评】内藤曰："高章惵卑之脉，《素》《难》无说，其状不可知，细情不可解也。"廖季平曰："妄造脉名……怪诞不经。"

〔原文〕寸口脉缓而迟，缓则阳气长，其色鲜，其颜光，其声商，毛发长，迟则阴气盛，骨髓生，血满，肌肉紧薄鲜硬。阴阳相抱，荣卫俱行，刚柔相搏，名曰强也。趺阳脉滑而紧，滑者胃气实，紧者脾气强。持实击强，痛还自伤，以手把刃，坐作疮也。寸口脉浮而大，浮为虚，大为实。在迟为关，在寸为格。关则不得小便，格则吐逆。趺阳脉伏而涩，伏则吐逆，水谷不化，涩则食不得入，名曰关格。脉浮而大，浮为风虚，大为气强，风气相搏，必成隐疹，身体为痒。痒者名泄风，久久为痂癞。

【考评】廖季平曰："以关格为病名，与《内经》相反，马玄台驳之是也。此卷乃伪书。因仲景三部诊法，每以寸口、趺阳、少阴对举，故亦略效之。不知此法与寸口、关、尺，如水火不可苟同也。"内藤曰："伏者蛰伏而不见也。伏而不见，何处见涩脉乎？"丹波引景岳之言曰："此有胸腹剧痛而伏者，有气逆于脉道不通而伏者，有偶因气脱不相接续而伏者。此必暴逆者乃有之，有火闭、寒闭、气闭而伏者。"又引吴又可"应下失之，内结壅闭"之伏。小丹波曰："诸家以趺阳脉伏为病脉，独尤氏根据此条，

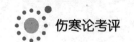

以为平脉，而其注义亦畅。但后条有寒水相搏，趺阳脉伏，语义相矛盾。"由此观之，实不能单以趺阳脉伏、涩而诊为吐呕及消化不良等。

〔原文〕寸口脉弱而迟，弱者卫气微，迟者荣中寒。荣为血，血虚则发热；卫为气，气微者，心内饥，饥而虚满不能食也。趺阳脉大而紧者，当即下利，为难治。寸口脉弱而缓，弱者阳气不足，缓者胃气有余，噫而吞酸，食卒不下，气填于膈上也。趺阳脉紧而浮，浮为气，紧为寒。浮为腹满，紧为绞痛。浮紧相搏，肠鸣而转，转即气动，膈气乃下。少阴脉不出，其阴肿大而虚也。寸口脉微而涩，微者卫气不行，涩者荣气不逮。荣卫不能相将，三焦无所仰，身体痹不仁。荣气不足，则烦疼，口难言；卫气虚，则恶寒数欠。三焦不归其部，上焦不归者，噫而酢吞；中焦不归者，不能消谷引食；下焦不归者，则遗溲。趺阳脉沉而数，沉为实，数消谷。紧者，病难治。寸口脉微而涩，微者卫气衰，涩者荣气不足。卫气衰，面色黄；荣气不足，面色青。荣为根，卫为叶。荣卫俱微，则根叶枯槁，而寒栗咳逆、唾腥吐涎沫也。趺阳脉浮而芤，浮者卫气衰，芤者荣气伤，其身体瘦，肌肉甲错，浮芤相搏，宗气衰微，四属断绝。寸口脉微而缓，微者卫气疏，疏则其肤空；缓者胃气实，实则谷消而水化也。谷入于胃，脉道乃行，行入于经，其血乃成。荣盛，则其肤必疏，三焦绝经，名曰血崩。趺阳脉微而紧，紧则为寒，微则为虚，微紧相搏，则为短气。少阴脉弱而涩，弱者微烦，涩者厥逆。趺阳脉不出，脾不上下，身冷肤硬。少阴脉不至，肾气微，少精血，奔气促迫，上入胸膈，宗气反聚，血结心下。阳气退下，热归阴股，与阴相动，令身不仁，此为尸厥。当刺期门、巨阙。寸口脉微，尺脉紧，其人虚损多汗，知阴常在，绝不见阳也。

【考评】以上皆平脉以断病也。然陆平一曰："自夸脉理而不肯详问情形者，江湖派也。医究非仙，何能单按脉而即已洞悉。"陆定圃曰："结胸脉沉紧，主大陷胸汤；寒疝手足厥，脉沉紧，主以大乌头煎。同一沉紧之脉，一则属热，一则属寒。然则临症者，岂可专凭脉乎？"徐灵胎曰："诊脉即可知何病，又云人之生死，莫不先知，则又非也……况病之名有万，而脉象不过数十种，何能诊脉即知其何病。此皆推偶中以欺人也。"李时珍曰："余每见时医于两手六部之中，按之又按，曰某脏腑如此，某脏腑如彼……实则自欺之甚也。"陈修园曰："时医开口辄云脉象，并以此断病，此欺人小技，而学术必陋。凡医书论脉愈详，读者愈难体会，大抵不肯说实话耳。"

〔原文〕寸口诸微亡阳，诸濡亡血，诸弱发热，诸紧为寒。诸乘寒者，则为厥，郁冒不仁，以胃无谷气，脾涩不通，口急不能言，战而栗也。

【考评】关于"诸濡亡血"，《金鉴》曰："诸濡亡血，濡是浮而无力，候阳虚也，岂有亡血之理？"《脉说》曰："濡为湿病之脉，又为胃气不充之象。伯仁以为气血不足，士材主阴虚，石顽以为胃气不充，元举以为中湿冷痹。学说分歧，岂可断定为亡血一种乎？"关于"诸弱发热"，《金鉴》曰："脉弱系沉而无力，候阴虚也，岂止发热而已。"《脉说》曰："弱为阳虚恐怖，为胃虚

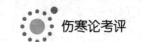

食少，为精力短少、气血亏损之候。弱无阴脉，即阳经见之，亦属阳气衰微，必无实热之理，若阴经见之，阳气衰极，非温补不可。"张山雷曰："此条即《辨脉法》'假令迟脉弱，名曰阴不足，阳气下陷入阴中，则发热也'。此是真阴不足，其发热也，是阴虚生内热，与太阳病之发热大异。已发热，其脉必数，亦正未必皆弱。《辨脉法》《平脉法》，不知何人手笔，谬之甚也。"关于"诸紧为寒"，张石顽曰："若气口紧盛，为内伤饮食之兆。《金匮》脉紧、头痛，则风寒腹中有宿食也。诸紧若为寒，则《金匮》与《平脉》矛盾，《金匮》可废矣。"

〔**原文**〕问曰：濡弱何以反适十一头？师曰：五脏六腑相乘故令十一。问曰：何以知乘腑，何以知乘脏？师曰：诸阳浮数为乘腑，诸阴迟涩为乘脏也。

【**考评**】此《平脉法》一篇，文辞浅陋，谬之甚多，绝非仲景手笔。正如日本内藤氏希拯在其所著的《平脉法砭伪》中说：此虽篇名平脉法，然不论平人无病之脉，其文辞浅陋卑俗，大不似仲景之笔，且多引《素问》《难经》之成文，此与六经篇异也。盖后人撰次《伤寒论》者，自加己之蓄说，充篇数者也。仲景于六经篇不一引《素问》《难经》之成文，不一论《素问》《难经》之所论，唯撰用《素问》《难经》之说，而述治疗之要矣。故余所为后人所辑，而不为《伤寒论》所固有也。今人苟为方者，无不疑《平脉法》之非正义者也。"廖季平亦曰："《平脉法》与《千金》二十八卷同名，皆为伪卷，全祖《难经》。《难经》伪说，详于《经释补正》。叔和《脉经》为后人屡乱，真伪各五，真者同仲景，伪者祖述《难经》。《脉经》非叔和所著，乃五代之人伪作。《难经》一书，徐灵胎驳斥甚多。伪《脉经》诸篇，或以人迎、神门加称寸、尺；或于两手六部立三十六法，使后世者迷罔。仲景书中所有关尺二字，皆为后人所羼。"浅田氏亦曰："《平脉》即《辨脉》之次篇也，此亦后人本于《伤寒论·自序》'平脉辨证'之语，裒集《素问》《难经》《金匮》脉语，拟为《平脉法》。其沿袭之迹，历然可征：上工望而知之章，出《难经·六十一难》；脉有三菽六菽章，出《难经·五难》；东方肝脉章，出《素问·玉机真脏论》；脉浮而大章，出《金匮·水气病》。其与《辨脉》自成一人之手，无疑矣。又按此篇用韵，其体与《辨可不可篇》及《金匮·妇人杂病》之所用一辙，俱晋之降押韵，而非汉人之诗体，皆非古文之一证。"

伤寒例第三考评

〔原文〕《阴阳大论》云：春气温和，夏气暑热，秋气清凉，冬气冰冽，此则四时正气之序也。冬时严寒，万类深藏，君子固密，则不伤于寒。触冒之者，乃名伤寒耳。其伤于四时之气，皆能为病。以伤寒为毒者，以其最成杀厉之气也。中而即病者，名曰伤寒；不即病者，寒毒藏于肌肤，至春变为温病，至夏变为暑病。暑病者，热极重于温也。是以辛苦之人，春夏多温热病，皆由冬时触寒所致，非时行之气也。凡时行者，春时应暖，而反大寒；夏时应大热，而反大凉；秋时应凉，而反大热；冬时应寒，而反大温。此非其时而有其气，是以一岁之中，长幼之病多相似者，此则时行之气也。

【考评】陆九芝谓此段为仲景原文，为《千金》《外台》所载。

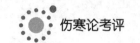

廖季平曰："此段为《千金》《外台》所载，仲景引古医经全文。"

〔**原文**〕夫欲候知四时正气为病，及时行疫气之法，皆当按历占之。九月霜降节后，宜渐寒，向冬大寒，至正月雨水节后，宜解也。所以谓之雨水者，以冰雪解而为雨水故也。至惊蛰三月节后，气渐和暖，向夏大热，至秋便凉。从霜降以后，至春分以前，凡有触冒霜露，体中寒即病者，谓之伤寒也。九月十月，寒气尚微，为病则轻；十一月十二月，寒冽已严，为病则重；正月二月，寒渐将解，为病亦轻。此以冬时不调，适有伤寒之人，即为病也。其冬有非节之暖者，名曰冬温。冬温之毒，与伤寒大异，冬温复有先后，更相重沓，亦有轻重，为治不同，证如后章。从立春节后，其中无暴大寒，又不冰雪，而有人壮热为病者，此属春时阳气发于冬时伏寒，变为温病。从春分以后，至秋分节前，天有暴寒者，皆为时行寒疫也。三月四月，或有暴寒，其时阳气尚弱，为寒所折，病热犹轻；五月六月，阳气已盛，为寒所折，病热则重；七月八月，阳气已衰，为寒所折，病热亦微。其病与温及暴病相似，但治有殊耳。十五日得一气，于四时之中，一时有六气，四六名为二十四气。然气候亦有应至而不至，或有未应至而至者，或有至而太过者，皆成病气也。但天地动静，阴阳鼓击者，各正一气耳。是以彼春之暖，为夏之暑；彼秋之忿，为冬之怒。是故冬至之后，一阳爻升，一阴爻降也。夏至之后，一阳气下，一阴气上也。斯则冬夏二至，阴阳合也；春秋二分，阴阳离也。阴阳交易，人变病焉。此君子春夏养阳，秋冬养阴，顺天地之刚柔也。小人触冒，必婴暴疹。须知毒烈之气留在何经，而发何病，详而取之。是以春伤于风，夏必飧泄；夏伤于暑，秋必病疟；秋伤于湿，冬必咳嗽；冬伤于寒，春必病温。此必然之道，不可不审明之。

【考评】廖季平曰："此段大伪，《内经》之言，成氏所羼入。"

〔原文〕伤寒之病，逐日浅深，以斯为治。今世人伤寒，或始不早治，或治不对病，或日数久淹，困乃告医。医人又不依次第而治之，则不中病。皆宜临时消息制方，无不效也。今搜集仲景旧论，录其证候诊脉声色，对病真方，有神验者，拟防世急也。又土地温凉，高下不同；物性刚柔，飧居亦异。是黄帝兴四方之间，岐伯举四治之能，以训后贤，开其未悟者。临病之工，宜须两审也。

【考评】廖季平曰："此乃王叔和之言，逐日浅深数句，《千金》作小品。"

〔原文〕凡伤于寒，则为病热，热虽甚，不死。若两感于寒而病者，必死。尺寸俱浮者，太阳受病也，当一二日发。以其脉上连风府，故头项痛，腰脊强。尺寸俱长者，阳明受病也，当二三日发。以其脉夹鼻、络于目，故身热、目痛、鼻干、不得卧。尺寸俱弦者，少阳受病也，当三四日发。以其脉循胁络于耳，故胸胁痛而耳聋。此三经皆受病，未入于腑者，可汗而已。尺寸俱沉细者，太阴受病也，当四五日发。以其脉布胃中，络于嗌，故腹满而嗌干。尺寸俱沉者，少阴受病也，当五六日发。以其脉贯肾，络于肺，系舌本，故口燥舌干而渴。尺寸俱微缓者，厥阴受病也，当六七日发。以其脉循阴器，络于肝，故烦满而囊缩。此三经皆受病，已入于腑，可下而已。若两感于寒者，一日太阳受之，即与少阳俱病，则头痛、口干、烦满而渴；二日阳明受之，即与太阳俱病，则腹满身热、不欲食、谵语；三日少阳受之，即与厥阴俱病，则耳聋、囊缩而厥、水浆不入、不知人者，六日死。若三阴三阳，六脏六腑皆受病，则荣卫不行；腑脏不通，则死矣。其不两感于寒，更不传经，不加异气者，至七日太阳病衰，头痛少愈也；八日阳明病衰，身热少歇也；九日少阳病衰，耳聋微闻也；十日太阴病衰，腹减如故，则思饮食；十一日少阴病衰，渴止舌干，已而嚏也；十二日厥阴病衰，囊纵，少腹微下，大气皆去，病人精神爽慧也。若过十三日以上不间，尺寸陷者，大危。

【考评】廖季平曰："此乃抄《外台》中《素问》文羼入。"

〔原文〕若更感异气，变为他病者，当依旧坏证病而治之。若脉阴阳俱盛，重感于寒者，变成温疟。阳脉浮滑，阴脉濡弱者，更遇于风，变为风温。阳脉洪数，阴脉实大者，遇风热，变为温毒。温毒为病最重也。阳脉濡弱，阴脉弦紧者，更遇温气，变为温疫。以此冬伤于寒，发为温病。脉之变证，方治如说。凡人有疾，不时即治，隐忍冀差，以成痼疾。小儿女子，益以滋甚。时气不和，便当早言，寻其邪由，及在腠理，以时治之，罕有不愈者。患人忍之，数日乃说，邪气入脏，则难可制。此为家有患，备虑之要。凡作汤药，不可避晨夜，觉病须臾，即宜便治，不等早晚，则易愈矣。若或差迟，病即传变，虽欲除治，必难为力。服药不如方法，纵意违师，不须治之。凡伤寒之病，多以风寒得之。始表中风寒，入里则不消矣。未有温复而当，不消散者。

【考评】廖季平曰："此乃《千金》《外台》文，系孙思邈语。"

〔原文〕不在证治，拟欲攻之，犹当先解表，乃可下之。若表已解，而内不消，非大满，犹生寒热，则病不除。若表已解，而内不消，大满大实，坚有燥屎，自可除下之。虽四五日，不能为祸也。若不宜下，而便攻之，内虚热入，协热遂利，烦躁诸变，不可胜数，轻者困笃，重者必死矣。夫阳盛阴虚，汗之则死，下之则愈；阳虚阴盛，汗之则愈，下之则死。夫如是，则神丹安可以误发，甘遂何可以妄攻。虚盛之治，相背千里，吉凶之机，应若影响，岂容易哉！况桂枝下咽，阳盛即毙；承气入胃，阴盛以亡。死生之要，在乎须臾，视身之尽，不暇计日。此阴阳虚实之交错，其候至微，发汗吐下之相反，其祸至速，而医术浅狭，懵然不知病源，为治乃误，使病者殒殁，自谓其分，至令冤魂塞于冥路，死尸盈于旷野，仁者鉴此，岂不痛欤！凡两感病俱作，治有先后，发表攻里，本自不同，而执迷妄意者，乃云神丹、甘遂，合而饮之，且解其表，又除其里，言巧似是，其理实违。夫智者之举错也，常审以慎；愚者之动作也，必果而速。安危之变，岂可危哉！世上之士，但务彼翕习之荣，而莫见此倾危之败，惟明者，居然能护其本，近取诸身，夫何远之有焉。

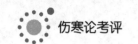

【考评】廖季平曰：“此为王叔和语。”

〔原文〕凡发汗温服汤药，其方虽言日三服，若病剧不解，当促其间，可半日中尽三服。若与病相阻，即便有所觉。重病者，一日一夜，当晬时观之，如服一剂，病证犹在，故当复作本汤服之。至有不肯汗出，服三剂乃解；若汗不出者，死病也。

【考评】廖季平曰：“此乃《外台》文。”

〔原文〕凡得时气病，至五六日，而渴欲饮水，饮不能多，不当与也，何者？以腹中热尚少，不能消之，便更与人作病也。至七八日，大渴，欲饮水者，犹当依证与之。与之常令不足，勿极意也。言能饮一斗，与五升。若饮而腹满，小便不利，若喘若哕，不可与之。忽然大汗出，是为自愈也。

【考评】廖季平曰：“此出《外台》第三《水本论》篇。”

〔原文〕凡得病反能饮水，此为欲愈之病。其不晓病者，但闻病饮水自愈，小渴者，乃强与饮之，因成其祸，不可复数。凡得病厥，脉动数，服汤药更迟；脉浮大减小；初躁后静，此皆愈证也。凡治温病，可刺五十九穴。又身之穴，三百六十有五，其三十九穴，灸之有害；七十九穴，刺之为灾，并中髓也。凡脉四损，三日死。平人四息，病人脉一至，名曰四损。脉五损，一日死。平人五息，病人脉一至，名曰五损。脉六损，一时死。平人六息，病人脉一至，名曰六损。脉盛身寒，得之伤寒；脉虚身热，得之伤暑。脉阴阳俱盛，大汗出，不解者，死。脉阴阳俱虚，热不止者，死。脉至乍疏乍数者，死。脉至如转索者，其日死。谵言妄语，身微热，脉浮大，手足温者，生。逆冷，脉沉细者，不过一日，死矣。此以前是伤寒热病证候也。

【考评】此段中刺法，廖季平谓《千金》文。

《伤寒例》一篇，除"阴阳大论"至"此则时行之气也"一段，为仲景引古医经成文外，余皆成本杂抄《千金》《外台》等而成。廖季平曰："成本《叙例》，从《千金》《外台》抄出，方、喻等以为出叔和而删之。成本佚华氏一条，本《叙例》即《千金》伤寒总例第一门也。成氏《阳明篇》明理论曾引华氏法，疑成本《叙例》本有此条，后来刊本乃佚之。今成本《叙例》有文出《千金》《外台》之外者，乃成氏注文，混入大字。因此，后人遂以为全出叔和之手。而叔和只三条，在《千金》《外台》皆载王叔和姓名。成本将各家姓名删除，使人疑为叔和语，并于《千金》《外台》外羼入后人语。阴阳大论，此为古经原文，非出仲景。《脉经》卷七，由'不可发汗'起，至'汗、吐、下'后止，共为八门，成本只取前汗、吐、下三门，删温、灸、水、火、刺五门者。以诸门皆出三阳三阴篇，全为叔和重集，不似《千金》卷九之三例。仲景有原书，故所列三门，全同《千金》九卷。"黄仲理曰："《辨脉》《平脉》《伤寒例》三篇，叔和采摭群书，附以己意，虽当有仲景说，实三百九十七法之外者。"中西维忠曰："《伤寒例》，盖亦出于王叔和氏也，其所据为《例》肇于《阴阳大论》，旁及《素问》《八十一难》等，加之以其所窥，此独契于题序，所谓撰用者耶。为其所谓温者，及时行疫毒、冬温等之别，非不纤悉。其如大左于仲景氏之所论，何又独以伤寒为触冒冬时严寒之病，则如春夏之病何？于是乎，至有春温夏热之说也。又云四时之气皆能为病也，非其时而有其气，以病人者，名为时行疫毒。此岂谓尽无之乎？虽然，按斗占历之法，吾是之未能信矣，然索之于本论，未有恢于此者……六经证治与《序例》互相矛盾，可以废除六经之文矣。如《伤寒论》中的服法，有服二三剂，或日三服，分温再服，不下再服，顿服，服一升，服八合、七合、五合等，《序例》中未言及，而只载《千金》《外台》之法……如以为只要是可采，就无妨抄录，则须将《千金》《外台》《圣济》《脉经》，凡成氏以前的医书一概抄录，则可成洋洋大观之序列。"

辨痉湿暍脉证第四考评

〔原文〕伤寒所致太阳，痉、湿、暍三种，宜应别论，以为与伤寒相似，故此见之。太阳病，发热无汗，反恶寒者，名曰刚痉。太阳病，发热汗出，不恶汗者，名曰柔痉。太阳病，发热，脉沉而细者，名曰痉。太阳病，发汗太多，因致痉。病身热足寒，颈项强急，时头热面赤，恶寒，目脉赤，独头面摇，卒口噤，背反张者，痉病也。

太阳病，关节疼痛而烦，脉沉而细者，此名湿痹。湿痹之候，其人小便不利，大便反快，但当利其小便。湿家之为病，一身尽疼，发热，身色如似熏黄。湿家，其人但头汗出，背强，欲得被复向火，若下之早则哕，胸满，小便不利，舌上如胎者，以丹田有热，胸中有寒，渴欲得水而不能饮，则口燥烦也。湿家下之，额上汗出，微喘，小便利者，死。若下利不止者，亦死。问曰：风湿相搏，一身尽疼痛，法当汗出而解，值天阴雨不止，医云此可发汗，汗之病不愈者，何也？答曰：发其汗，汗大出者，但风气去，湿气在，是故不愈也。若治风湿者，发其汗，但微微似欲汗出者，风湿俱去也。湿家病，身上疼痛，发热面黄而喘，头痛，鼻塞而烦，其脉大，自能饮食，腹中和无病，病在头中寒湿，故鼻塞，内药鼻中则愈。病者一身尽疼，发热，日晡所剧者，此名风湿。此病伤于汗出当风，或久伤取冷所致也。

太阳中热者，暍是也。其人汗出恶寒，身热而渴也。太阳中暍者，身热疼重，而脉微弱，此亦夏月伤冷水，水行皮中所致也。太阳中暍者，发热恶寒，身重而疼痛，其脉弦细芤迟，小便已，洒洒然毛耸，手足逆冷，小有劳，身即热，口开，前板齿燥。若发汗，则恶寒甚；加温针，则发热甚；数下之，则淋甚。

【考评】《痉湿暍》一篇，《千金翼》桂枝法载其文。论曰："伤寒与痉病、湿病及热暍相滥，故叙而论之。"与成本所载不合，成本有宜应别论之说。成本因见《金匮》有此篇，故改窜作是论也。

中西维忠曰："痉湿暍之于脉症也，曰伤寒所致，复曰与伤寒相似，抑此何言哉？既曰太阳痉湿暍，太阳病之外，岂复有所谓痉湿暍者耶？若必为伤寒之所致，则其为相似者，果非耶。若必为相候者之果是耶，奚翅痉湿暍，奈霍乱及疟等之相似何？此独何以遗于此耶？'伤寒所致太阳'六字，果不可读矣。彰彰明乎哉，出于后人之为也……有《金匮要略》者，分部设门，以论杂脉症，而痉湿暍亦在其中，此盖后人谬读《伤寒》之论，谓惟论触冒冬时严寒之病，则必有论杂病之书，于是搜取其散落者一二，于诸家未足成篇。因又剽窃论中及杂脉证者，伪撰以为《金匮要略》耳。何以明《金匮要略》之为伪撰也？痉湿暍皆以'太阳病'三字，此当其剽窃之时，犹循其旧忘削去三字，而独去其论中之原文。《太阳下篇》风湿二条，亦剽窃之而忘削去原文。幸足以辨其本旨矣。因此而观之，痉湿暍本自在于《太阳篇》者，彰彰乎明哉。且《伤寒论》有中风，《金匮要略》亦有中风，名同病异，此以一而兼之耶。《太阳》有奔豚，《少阴》有下痢，为详且尽，而亦复载焉，此右取而左忘耶。取唐以降之方附之各门之后，此前知身后数百年耶，籍同仲氏之圣，亦岂若其明乎？其他复出及可疑者，不可指数矣。谁谓《金匮要略》之非伪撰耶？！……虽然观乎《伤寒论》有小建中汤，而无大建中汤、大小半夏汤及越婢汤等，其特具于《金匮要略》，则仲景遗方，不为不存于此。《金匮要略》之不可全废也，要不过十之二三，宜淘汰以辅其术而已矣。乃今辨正《伤寒论》，措痉湿暍而自《太阳篇》始者，所以复仲氏之旧也。处方之悉具于《金匮要略》，则不如就彼而求之之便，故不辨于此矣。"

柯琴曰："仲景之书，伤寒、杂病合论，伤寒之外皆杂病，病不脱六经，故立六经而分司之；伤寒之中最多杂病，而合参之。此扼要法，叔和不知其旨，谓痉湿暍三种，宜应别论。则中风湿热病何得以之合论耶？以三证为伤寒所致，与伤寒相似，故此见之。则中风温热病与伤寒不相似，何不为之别立耶？"山田及柯韵伯氏不知此乃成本改窜，非叔和所为也。本篇有论无方，而《金匮要略》多十二条，附载《伤寒论》方和其他方药……有些学者认为本篇系杂病，当删。考《千金》于三病上皆冠有伤寒字，然论中杂病之方甚多，何以不主张删削？仲景书原为《伤寒杂病论》十五篇，或以为十六、十八卷，不应于一人手笔。一部书中，两处重出一样的篇名，内容又或多或少，或有方，或无方，又各不同，是中西氏谓《金匮》为伪撰；廖季平氏谓《伤寒论》北宋林亿校本早亡，成本将《伤寒论》窜乱，羼入《千金》《外台》《脉经》《难经》及后人附记之文，《伤寒论》亦多伪托。是二说尚属正确也。

总之，本篇有论无方，所举三种病症亦不详备，故当于《太阳篇》中。若不删削，仍如《千金翼》目，并附于桂枝法后亦可。不能成为独立的一篇。

辨太阳病脉证并治法（上）第五考评

第1条

〔**原文**〕太阳之为病，脉浮，头项强痛而恶寒。

【**考评**】黎天佑曰："恶寒头痛，为此证必有之症，其项强则十中无七。"数千年临床所见，此病项强甚少。历代笃古医学者，多作书籍上的空谈，少作实践上的言论，黎氏作此实践上的记载，嘉惠后学不少。

历代医家及《伤寒论》注释家，多谓太阳病是六经之一。太阳是指初期阶段，病邪尚在外表的病情，其主要症状多表现于人体外表，如皮肤和口鼻、上呼吸道黏膜等，所以说太阳主一身之表，以太阳为表症。但也有人谓太阳并不是一个病名，而是各种急性热病发展过程中的一个阶段，并指出，《伤寒论》在中医旧说中，如陆九芝、陆渊雷等认为《伤寒论》乃广义伤寒，包括伤

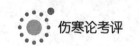

寒、中风、温病、湿病、热病各种，在新学中包括急性传染病和其他的热性病，有数十种之多。太阳既为表证，既为多种急性病的第一阶段，则《太阳篇》中治表的方法，可以应用于湿温及热病乎？《太阳篇》治表的方法，可以应用于肠窒扶斯、斑疹伤寒、回归热等病乎？无论以新以旧，此说皆不通也。

关于六经之说，始于《素问》。崇《内经》者，多以强释《伤寒论》，但方有执、沈尧封、柯韵伯、山田氏、喜多氏、周学海、徐大椿、章太炎、陈逊斋、陆渊雷等非之。余无言氏辟六经之说甚，且主张废除六经，议论精切。汤本以新说解释，渡边以护生学解释，尚须待研究。然陆九芝谓废《伤寒》则六经失传，废六经则百病失传。恽铁樵亦谓《伤寒》第一重要之处即六经，难解之处亦六经。其然岂其然乎？

六经有提纲之说，剧自柯韵伯氏，六篇六条，以为六经提纲。读者意中，往往以为某经病则当见某种病状，此误也。当知有某种病状，然后才定为某种病。由前说则引《内经》曲为解说，且以经为主，则注意者在经，而不在证，此实背仲景之义。丹波元简云："仲景之旨，在于先辨定其病，辨病之法，在察脉证，故必就脉证以定其病。"恽铁樵氏驳斥提纲之说甚是，且认为六条提纲，每一条实不能代表每一篇的定义，故主张废除六经提纲之说。

第2条

〔原文〕太阳病，发热，汗出，恶风，脉缓者，名为中风。

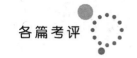

第3条

〔**原文**〕太阳病，或已发热，或未发热，必恶寒，体痛，呕逆，脉阴阳俱紧者，名为伤寒。

【**考评**】浅田曰："本论之于脉，尝无一言之形容，唯有'阴阳'二字。盖阴阳者，病位而非脉位也。"山田曰："'阴阳俱'三字为王叔和掺入，宜删。夫脉之动于周身也，是一气血之所贯，是以人迎、气口、跌阳均无间断。岂复有阴阳尺寸之可分别者哉……故论中言脉者百五十许多，未尝分阴阳尺寸也。"杨尚善曰："人迎为阳，寸口为阴，不于寸部分阴阳也。"廖季平曰："仲景书中，寸口与阴阳不同见，阴是寸口，阳是跌阳。"此外，柯韵伯崇《难经·四难》，说"'阴阳'二字，主言寸口脉之浮沉"。方有执、陈修园等宗《难经·二难》，谓："'阴阳'指寸尺而言。"崔紫虚认为阳为寸，阴为尺，尺是尺泽。

第4条

〔**原文**〕伤寒一日，太阳受之，脉若静者为不传；颇欲吐，若躁烦，脉数急者，为传也。

【**考评**】此条为传经学说，当缺疑。

传经之说出于《素问·热论》，即伤寒一日巨阳受之，二日阳明受之，三日少阳受之，四日太阴受之，五日少阴受之，六日厥阴受之。而《伤寒论·辨太阳病脉证并治上》云："伤寒一日太阳受之，脉若静者为不传；颇欲吐，若烦躁，脉数急者为传也。伤寒二三日，阳明少阳证不见者，为不传也……太阳病，头痛至七日以上自愈者，以行其经尽故也。若欲作再经者，针足阳明，使经不传则愈。"《辨阳明病脉证治》云："恶寒何故自罢？答

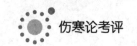

曰：阳明居中，土也，万物所归，无所复传，始虽恶寒，二日自止，此为阳明病也。"《辨少阳病脉证治》云："伤寒三日，三阳为尽，三阴当受邪，若其人反能食而不呕者，此为三阴不受邪也。"又"伤寒六七日，无大热，其人烦躁者，此为阳去入阴故也。"对此，后世注家大多引《素问》一日太阳、二日阳明等步骤，拘执一、二、三等以日数推算，而辨其在某经。然亦有不少学者深得秘旨，独有见地。如邹链痕曰："伤寒日传一经之说，大谬。日传一经，则一日太阳，见头痛、发热等症，至六日厥阴不已，七日来复于太阳，复又见头痛、发热之症矣。人之为病，千变万化，安有日传一经之理乎？然篇中一二日、八九日、十余日等字具有精义，不可作闲字读。盖太阳病不解，不入阳即入阴，无次第，无时日，太阳传于阳明则见阳明证，传于少阳则见少阳证，传于三阴则见三阴证，此一定之理也。有曰：既无日传一经之说，轩岐仲景书中，何以又曰'一日太阳，二日阳明'等？须知伤寒传经，有正传，有邪传，一日太阳至六日厥阴，周而复始，此正气相传，其日数一定不移；若病邪相传，则无次第，无时日可言，当随其症而辨之，随其证而治之，不拘泥于日数是也。"

张令韶曰："本太阳病不解，不解或入于阳，或入于阴，不拘日数，无分次第。如传阳明则见阳明症，传少阳则见少阳症，传于三阴则见三阴症。传经之无定，亦从病体而分，病邪之相传，随其症而治之，而不必拘于日数，此传经之大开目也。不然，岂有一日太阳，则见头痛、发热等症。六日厥阴不已，七月来复于太阳，复见头痛发热症乎？此别无之理也。"

章太炎曰："日传一经，义出《内经》，而仲景并无是言，且《阳明篇》有'阳明居中，土也，无所复传'，可见阳明无再传三阴之理。更观《太阳篇》中有二三日者，有八九日者，甚至有云过经十余日不解者，何尝传一经耶？六经传经之说，余以为不能成立也。"

张山雷曰："诸家注释《伤寒论》者，谓太阳为六经第一层，故表病必见太阳，而后遽及阳明、少阳，以入三阴者，则又误以仲景《伤寒论》之次序，认作病情传变之一定之次序。须知病态万变，活泼泼地，岂有依样胡芦，逐步进步之理？《素问·热病论》所说，余终嫌其太呆，恐非医理之上乘。而注者又拘日数字面，欲人必以日数推算，而辨其病在其某经者，揶何呆笨乃耳。又知一二日之必不可以分别六经传变者，则又造为气传，而非经传一说，尤其向壁虚造，画蛇添足，更非通人之论。试观仲景六经，皆有中风之明文，可见六经无一不可为受病发端之始，又何得一日必在太阳，二日必在阳明，三日必在少阳乎？近贤论伤寒、温病之传经，已知病之轻而缓者，多日尚在一经，不必传变；病之重而急者，一日遽传各经，难以逆料。此乃阅历有得之言，学者必须识之，庶不为古人所愚。要知手足十二经，本无一经不能发病，而其传变也，亦惟病是视，必不能谓某经之病，必传某经。然后可以见证论证，见病治病，必灵手笔，应变万方，岂不直捷，而伤寒传足不传手，温病传手不传足之说，胥相一扫而空，不使束缚学者之性灵，方是斩所葛藤之大弥悟也。"

浅田氏曰："《素问》'伤寒一日巨阳受之'，自是同文法。'脉数'以下，凭脉以断邪之传不传，恐非古义。传经之说，后人取之于《素问》，私发其义者，谬混于此耳。后人以传经论伤寒者，恐非仲景本旨。"黎天佑亦曰："传经有逐经传、越经传、表里传，如是云云。而病有一日直起于阳明、少阳及三阴者，又何如传

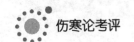

乎？此不过支离其说也。实开后人传足不传手，以及传经为热，直中为寒之谬论。究竟治病者，当见某经之寒热虚实，即病治之自愈。传经之说无当也。"

第5条

〔原文〕伤寒二三日，阳明、少阳证不见者，为不传也。

第6条

〔原文〕太阳病，发热而渴，不恶寒者，为温病。若发汗已，身灼热者，名曰风温。风温为病，脉阴阳俱浮，自汗出，身重，多眠睡，鼻息必鼾，语言难出。若被下者，小便不利，直视，失溲，若被火者，微发黄色，剧则如惊痫，时瘛疭；若火熏之，一逆尚引日，再逆促命期。

【考评】温病有不温者，王孟英、柳宝诒有专书。孟英于温病开始，即用神犀丹；黄醴泉于温病开始，即用犀羚。惜笃古者未能语于此。举风温症状及汗下温针之误，未言治法。庞氏以风温与温病系为一病，浅田氏曰："温病、风温在论中殊无此例，且缺治法，而徒举其误治。终使人茫乎不知其所依，恐非仲景之言之意也。盖叔和之徒据《五十八难》漫执其名，以为排比者欤。"廖季平曰："古无风温病名，由宋人误创。《千金》只有温风，而《伤寒论》文多误。"

第7条

〔原文〕病有发热恶寒者，发于阳也；无热恶寒者，发于阴也。发于阳者七日愈，发于阴者六日愈。以阳数七，

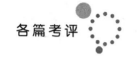

阴数六故也。

【考评】浅田氏、山田氏等以为《伤寒论》全篇纲领，如此则不应列入《太阳篇》中。《外台》载为王叔和语，如此则应删除。恽铁樵、柯韵伯以为系第三条之说明。柯、恽二氏所释，中有出入。恽氏说，不能武断为阴症，而用四逆；柯氏以阴非直中之阴，指阳症之阴。廖季平驳柯氏以本是一证，发热有迟早，则同是一证，以此分阴阳是悖论。须知此条不能论伤寒而言。诸家多注"阳"是三阳之太阳，"阴"是三阴之少阴，直中之阴。本条之"七日愈、六日愈"，诸家或以《河图洛书》的水火解释，或以奇偶解释，或以风阳、寒阴解释，或以七日来复解释。恽氏等以为不可强解。山田等以为叔和所羼。黎天佑曰："'发于阳者七日愈，发于阴者六日愈'，成氏以为'七'为火之成数，'六'为水之成数，故云'七日、六日'。信如此说，何不云发于阳者奇日愈，发于阴者偶日愈，而直捷乎？究之此等理想，实王叔和手笔。凡治大病，药力不及，尚不见效，安得有阳数阴数及日中夜半之气候而可以愈者？仲景治病，断不若是。至于轻微浅恙，勿药有喜，无须七日、六日之数矣。此等条文，止可资谈柄。"廖季平曰："此条最可疑，阴阳何得以六七日当之。自来说阴阳，从无以'六、七'二字相对为名词者。注家以水火讲《河图》生成数，此又日家之说。以六、七为水火成数之阴阳，则木金之八、九非阴阳耶？'六日愈'当作六日死。经曰：'两感其死皆以六日。'注家有以奇偶为解者，可备一说。"陆渊雷曰："七日、六日，阳数七，阴数六，皆不可强解。太阴七日愈，少阴六日愈，尤非事实。本条缺疑。"

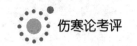

第8条

〔原文〕太阳病，头痛至七日以上自愈者，以行其经尽故也。若欲作再经者，针足阳明，使经不传则愈。

【考评】黎天佑曰："六经行尽，病气衰而自愈，是明明愈期矣。又云'欲作再经'，恐期挨经传于阳明，故针之绝其传路，为事先预防之针，独不思未见阳明症，而先针之，为伤无病之经乎？《金鉴》云：'如肝之病，当先实脾'，同一不通见解，况针者仅言足，不言手。后人传足不传手之说，实本于此。"

第9条

〔原文〕太阳病欲解时，从巳至未上。

【考评】胡剑华曰："太阳病欲解时，从巳至未上，则阳明欲解于申酉戌。六经照此推之，若果确实，则诊断学只须数分钟即可毕业，何殆穷年累月之研究哉？"黎天佑曰："六经之时期，犹日中愈、夜半愈等，富于阅历者，自能辨之。历来注家，或以《内经》，或以'天人相感'曲为解释。医者非仙，病之欲解，岂可准时以计。本条缺疑。"

第10条

〔原文〕风家，表解而不了了者，十二日愈。

【考评】浅田氏曰："按三阴三阳，邪退则病愈，时不可限，日不可卜，上二条皆以日期愈，可疑。"刘栋曰："上三条，后人所记也。"黎天佑曰："治病解后，虽元神未复，静养数日无不起居如常。误治增剧，邪重体残者，大费一番调理补救，岂能以时日决之哉？"胡剑华曰："却不尽然，究竟尽信书，不如无书也。"高思潜曰："我国学术之坏，由于强不知以为知，无论何种现象，

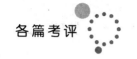

皆以谬妄之理，牵强附会，是以江河日下，酿成今日之怪象，悲矣！"

第11条

〔**原文**〕病人身大热，反欲得衣者，热在皮肤，寒在骨髓也；身大寒，反不欲近衣者，寒在皮肤，热在骨髓也。

【**考评**】汪苓友以为叔和所增，宜删，恽氏亦附和。浅田氏以为取以为一候法，亦无害矣。陆渊雷以表热里寒当温其里，故谓之真寒假热，表寒里热当清其里，谓之真热假寒。查阴盛格阳、真寒假热症，前贤记载甚多，而治法各异。李东垣、李士材、喻嘉言等皆详述脉症，有验案。阳极似阴，真热假寒，喻嘉言、张令诏、李士材有记载。本条只泛言大热不欲近衣，未出治法，以此辨证，令学者茫然。曹颖甫所补治验，非如陆氏所言。黎天佑治黎子厚一案，病者体魁，脉微欲绝，通体肤冷，奄奄一息，而反尽去衣，加以扇风不停，此真阳欲脱之象。若为热在骨髓，而清热则殆矣。急以大剂四逆白通汤，连日数服，病始渐减而愈。余无言君治验，谓为肠热病出血险候，病者湿温两星期，至夜间八时肛门出血，诊视仰面而卧，周身苍白，面无血色，气息微促，不言语，赤膊赤足，脉沉细而数，两手冰冷，四肢发凉，病者毫无觉冷，不盖被单。若畏热者，问能冷饮乎？病者云：心中热。然处以白虎人参加味后渐愈。即据论中本条文所治，是黎、余二案，治疗寒热相反。凭此空条文，学者将何所据以为业乎？"

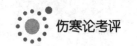

第12条

〔原文〕太阳中风，阳浮而阴弱。阳浮者，热自发，阴弱者，汗自出，啬啬恶寒，淅淅恶风，翕翕发热，鼻鸣干呕者，桂枝汤主之。

桂枝汤方：

桂枝三两，去皮。味辛热　芍药三两。味苦酸、微寒　甘草二两，炙。味甘平　生姜三两，切。味辛温　大枣十二枚，擘。味甘温

上[①]五味，㕮咀三味。以水七升，微火煮取三升，去滓，适寒温，服一升。服已须臾，啜热稀粥一升余，以助药力，温覆令一时许，遍身漐漐，微似有汗者益佳，不可令如水流漓，病必不除。若一服汗出病差，停后服，不必尽剂；若不汗，更服，依前法；又不汗，后服小促其间，半日许，令三服尽；若病重者，一日一夜服，周时观之。服一剂尽，病证犹在者，更作服；若汗不出者，乃服至二三剂。禁生冷、黏滑、肉面、五辛、酒酪、臭恶等物。

【考评】桂枝汤证，山田氏、黎氏以为系叔和加入之衍文，而诸家有以为主证之条文。浅田氏谓前条有脉无头痛证，此条有头痛而无脉，互相详略，宜合参。"脉阴阳"之"阴阳"二字，有人谓寸尺，而诸家有主浮沉者，有主人迎者，有主营卫者，有主太阳之阴者。第二条之脉缓，并未提阴阳。后有脉浮弱，无阴阳二字一条，阳明脉迟用桂枝一条，服桂枝脉洪大一条，使后学茫然。

第13条

〔原文〕太阳病，头痛发热，汗出恶风者，桂枝汤主之。

---

① 上：原作"右"，指上文，今据排版方式改。余同。

【考评】《金鉴》以此条为衍文。柯氏、徐氏、黎氏以为桂枝汤总证，其重要在于汗出。

第14条

〔原文〕太阳病，项背强几几，反汗出恶风者，桂枝加葛根汤主之。

【考评】"反"字，今出二古本作"及"字。陆渊雷以为项背强急乃津液不达所致。津液即营养液，营养液在生理学中何处不达，不达则组织坏死矣。祝氏谓末梢神经肌肉麻痹。急性热病，何以致此，又何以限于项背麻痹？于病理学中未见有此文献。

第15条

〔原文〕太阳病，下之后，其气上冲者，可与桂枝汤，方用前法。若不上冲者，不得与之。

【考评】丹波、喜多以为可疑。恽氏以为条文不全，当缺疑。

第16条

〔原文〕太阳病三日，已发汗，若吐，若下，若温针，仍不解者，此为坏病，桂枝不中与之也。观其脉症，知犯何逆，随证治之。桂枝本为解肌，若其人脉浮紧，发热，汗不出者，不可与之也。常须识此，勿令误也。

【考评】黎天佑曰："非行吐下温针即成坏症，桂枝证已罢，不可更行桂枝汤也。"

第17条

〔原文〕若酒客病，不可与桂枝汤，得之则呕，以酒客不喜甘故也。

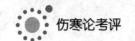

【考评】酒客不喜甘，禁用桂枝。浅田氏谓是一端耳，非必悉然也。陆渊雷亦谓不确。黎天佑谓酒客亦有酒客的症状。诸家皆有经验，缺疑。

第18条

〔原文〕喘家作桂枝汤，加厚朴杏子佳。

【考评】黎天佑曰："此金元诸家浅劣伎俩。喘家则元阳已亏，痰饮素盛，一触外寒即发。又对外则有小青龙，内则有真武汤，甚者须黑锡丹。而乃以厚朴杏子，能胜此重任乎？且仲景方从未有一字自夸，而偏夸此方之佳乎？

第19条

〔原文〕凡服桂枝汤吐者，其后必吐脓血也。

【考评】《金鉴》谓有错简。陆渊雷谓此条不可信。恽铁樵以为当缺疑。

第20条

〔原文〕太阳病，发汗，遂漏不止，其人恶风，小便难，四肢微急，难以屈伸者，桂枝加附子汤主之。

第21条

〔原文〕太阳病，下之后，脉促胸满者，桂枝去芍药汤主之。

第22条

〔原文〕若微恶寒者，桂枝去芍药加附子汤主之。

第23条

〔原文〕太阳病，得之八九日，如疟状，发热恶寒，热多寒少，其人不呕，清便欲自可，一日二三度发，脉微缓者，为欲愈也。脉微而恶寒者，此阴阳俱虚，不可更发汗，更下、更吐也。面色仅有热色者，未欲解也，以其不能得小汗出，身必痒，宜桂枝麻黄各半汤。

【考评】余无言谓此条与后一条之发热恶寒，热多寒少，何所异乎？一用麻桂各半，一用越婢，是必有误。

第24条

〔原文〕太阳病，初服桂枝汤，反烦不解者，先刺风池、风府，却与桂枝汤则愈。

【考评】浅田氏谓刺风池、风府恐为后人所加。黎天佑谓何以又多一刺法，既刺何以又与此汤哉？

第25条

〔原文〕服桂枝汤，大汗出，脉洪大者，与桂枝汤如前法。若形似疟，日再发者，汗出必解，宜桂枝二麻黄一汤。

第26条

〔原文〕服桂枝汤，大汗出后，大烦，渴不解，脉洪大者，白虎加人参汤主之。

第27条

〔原文〕太阳病，发热恶寒，热多寒少，脉微弱者，此无阳也，不可发汗，宜桂枝二越婢一汤方。

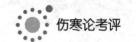

桂枝二越婢一汤方：

桂枝去皮　芍药　甘草各十八铢　生姜一两三钱　大枣四枚，擘　麻黄十八铢，去节，石膏二十四铢，碎，绵裹

上七味，㕮咀。以五升水，煮麻黄一二沸，去上沫，内诸药，煮取二升，去渣，温服一升。本方当裁为越婢汤、桂枝汤，合饮一升，今合为一方，桂枝二越婢一。

第28条

〔原文〕服桂枝汤，或下之，仍头项强痛，翕翕发热，无汗，心下满，微痛，小便不利者，桂枝汤去桂加茯苓白术汤主之。

第29条

〔原文〕伤寒脉浮，自汗出，小便数，心烦，微恶寒，脚挛急，反与桂枝汤，欲攻其表，此误也。得之便厥，咽中干，烦躁，吐逆者，作甘草干姜汤与之，以复其阳。若厥愈足温者，更作芍药甘草汤与之，其脚即伸。若胃气不和，谵语者，少与调胃承气汤。若重发汗，复加烧针者，四逆汤主之。

甘草干姜汤方：

甘草四两，炙，味甘平　干姜二两，味辛热

上二味，以水三升，煮取一升五合，去滓。分温再服。

芍药甘草汤方：

白芍药四两，味酸，微寒　甘草四两，炙，甘平

上二味，以水三升，煮取一升半去滓，分温再服之。

调胃承气汤方：

大黄四两，去皮，清酒浸　甘草二两，炙，味甘平　芒硝半

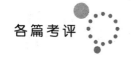

升，味咸苦，大寒

上三味㕮咀，以水三升，煮取一升，去滓，内芒硝更上火微者，令沸，少少温服。

四逆汤方：

甘草二两，炙，味甘平　干姜一两半，味辛热　附子一枚，生用，去皮，破八片，辛，大热。

上三味，以水三升，煮取一升二合，去滓，分温再服。强人可大附子一枚，干姜三两。

【考评】诸家皆难解释。

第30条

〔原文〕问曰：证像阳旦，按法治之而增剧，厥逆，咽中干，两胫拘急而谵语。师曰：言夜半手足当温，两脚当伸，后如师言。何以知此，答曰：寸口脉浮而大，浮则为风，大为虚，风则生微热，虚则两胫挛。病证像桂枝，因加附子参其间，增桂合汗出。附子温经，亡阳故也。厥逆咽中干，烦躁，阳明内结，谵语烦乱，更饮甘草干姜汤。夜半阳气还，两足当热；胫尚微拘急，重与芍药甘草汤，尔乃胫伸，以承气汤微溏，则止其谵语，故知病可愈。

【考评】诸家以为伪文，二条当缺疑。黎天佑曰："此节叔和手笔，叔和专以脉夸于人。夫按阳旦汤之法，以治阳旦之证，安有增剧之理？本论无阳旦证，且无阳旦汤明文。既云证像阳旦，又云病像桂枝。所谓阳旦，而不指出何症为阳旦。所谓像桂枝，则仅据风则生微热而已。所谓增剧，厥逆咽中干，两脚拘急而谵语也，不言救误之方，突按师言：'夜半手足当温，两脚当伸'，又谓'后如师言'，说得神化不则，一个似弄戏法也者。"陈修园谓："附子为温经之药，阴寒得之，则温经以回阳，阳热得之，则温经以亡阳。夫温经可以回阳，至亡阳剧烈，当云增热以亡阳。则附子对于此症，有不戢自焚之势，而可自以温经之好字样乎？仲景作全书而设问答。试问：'师'字是指自己乎？还是指何人乎？观序例之问答，而叔和之破绽自见矣。后人有以为桂枝汤为首方，如日之初升，则更匪夷所思矣。"

辨太阳病脉证并治（中）第六考评

第31条

〔原文〕太阳病，项背强几几，无汗，恶风，葛根汤主之。

葛根汤方：

葛根四两　麻黄三两，去节　桂枝二两，去皮　芍药二两，切　甘草二两，炙　生姜三两，切　大枣十二枚，擘

上七味，以水一斗，先煮麻黄、葛根，减二升，去沫，内诸药，煮取三升，去滓，温服一升，复取微似汗，不须啜粥，余如桂枝法将息及禁忌。

第32条

〔原文〕太阳与阳明合病者，必自下利，葛根汤主之。

【考评】黎天佑曰："本条疑义颇多。方中有麻黄，则太阳之热无汗可知。阳明以胃家实'自下利'与之相反，且有一'必'字，而下条文云'不下利'，况此'下利'显系热利，焉有用姜、桂者哉？有认为太阳伤寒合阳明中寒宜葛根汤，此不足据。"

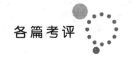

第33条

〔**原文**〕太阳与阳明合病，不下利，但呕者，葛根加半夏汤主之。

葛根加半夏汤方：

葛根四两　麻黄三两，去节，汤泡去黄汁，焙干称　生姜二两，切　甘草二两，炙　芍药二两　桂枝二两，去皮　大枣十二枚，擘　半夏半升，洗

上八味，以水一斗，先煮葛根、麻黄，减二升，去白沫，内诸药，煮取三升，去滓，温服一升，复取微似汗。

【**考评**】周学海曰："既不下利，何以又用原方？前人只说三阳合病皆有下利，绝不说合病所以下利之故，此之谓半截学问。"

第34条

〔**原文**〕太阳病，桂枝证，医反下之，利遂不止，脉促者，表未解也；喘而汗出者，葛根黄连黄芩汤主之。

葛根黄连黄芩汤方：

葛根半斤　甘草二两，炙。味甘平　黄连三两。味苦寒　黄芩三两。味苦寒

上四味，以水八升，先煮葛根，减二升，内诸药，煮取二升，去滓，分温再服。

【**考评**】黎天佑曰："利遂不止，喘而汗出之证，用葛根黄连黄芩汤则不堪设想矣，故必更正之，以免误后人。"山田及陆渊雷以为喘汗和利下不止是两证。

第35条

〔**原文**〕太阳病，头痛发热，身疼，腰痛，骨节疼痛，

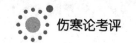
恶风，无汗而喘者，麻黄汤主之。

麻黄汤方：

麻黄三两，去节，味甘温　桂枝二两，去皮，味辛热　甘草一两，炙，味甘平　杏仁七十个，汤去皮尖，味辛温

上四味，以水九升，先煮麻黄，减二升，去上沫，内诸药，煮取二升半，去滓，温服八合，复取微似汗，不须啜粥，余如桂枝法将息。

第36条

〔原文〕太阳与阳明合病，喘而胸满者，不可下，宜麻黄汤。

【考评】黎天佑曰："此条从阳明之开，独不解于阳明之热渴，而用麻黄、桂枝以散汗。用麻、桂以散汗，于阳明之热渴有碍，若以胃家实言阳明，则桂枝更非治胃实之品。"陆渊雷谓："喘而胸满之不可下，乃由热毒迫于肺脏。若然，岂可用麻、桂辛温之药乎？"

第37条

〔原文〕太阳病，十日以去，脉浮细而嗜卧者，外已解也。设胸满胁痛者，与小柴胡汤。脉但浮者，与麻黄汤。

【考评】山田氏曰："此文只言脉，而不言症。仲景必参合脉症立方，此必有缺文。"黎天佑曰："此节实因上两节而伪作也。太阳表病必头痛、体痛、发热、恶寒，有此是病未解，无之是病已解，何必计其脉之何如哉？设为胸满、胁痛，同属支离。脉浮主麻黄，不详见症，总是因上节麻黄汤症而专以为据。此伪书之支离也。"

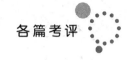

第38条

〔**原文**〕太阳中风，脉浮紧，发热恶寒，身疼痛，不汗出而烦躁者，大青龙汤主之。若脉微弱，汗出恶风者，不可服。服之则厥逆，筋惕肉瞤，此为逆也。

大青龙汤方：

麻黄六两，去节，味甘温　桂枝二两，去皮，味辛热　甘草二两，炙，味甘平　杏仁四十个，去皮尖，味苦，甘温　生姜三两，切，味辛温　大枣十二枚，擘，味甘温　石膏如鸡子大，碎，味甘寒

上七味，以水九升，先煮麻黄，减二升，去上沫，内诸药，煮取三升，去滓，温服一升，取微似汗，汗出多者，温粉扑之。一服汗者，停后服。汗多亡阳，遂虚，恶风烦躁，不得眠也。

第39条

〔**原文**〕伤寒脉浮缓，身不疼，但重，乍有轻时，无少阴证，大青龙汤发之。

【**考评**】徐灵胎曰："此病最轻，何必用青龙峻剂？此必另有主方，而误以青龙。"陆渊雷以为身体虽不疼而重，且有发热、恶寒、不汗出、烦躁、口渴，则主症已具，仍是大青龙所主。按本条并无汗出而烦躁、口渴之明文，若可以挪移其他条文入欲解释的条文中，这几千年来，可以著出几万万部《伤寒论》矣。陆渊雷曰："急性喘咳之病，有细菌为病源。"此亦属半截学问，内科学中急性喘咳病并非完全皆有细菌矣。麻黄为定喘必用之药，喘证无麻黄，将何以定喘乎？

第40条

〔**原文**〕伤寒表不解，心下有水气，干呕发热而咳，

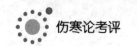

或渴，或利，或噎，或小便不利，少腹满，或喘者，小青龙汤主之。

小青龙汤方：

麻黄三两，去节，味甘温　芍药三两，味酸微寒　五味子半升，味酸温　干姜三两，味辛热　甘草三两，炙，味甘平　桂枝三两，去皮，味辛热　半夏半升，汤洗，味辛，微温　细辛三两，味辛温

上八味，以水一升，先煮麻黄，减二升，去上沫，内诸药，煮取三升，去滓，温服一升。

加减法：

若微利者，去麻黄加荛花，如鸡子大，熬令赤色。下利者，不可攻其表，汗出必胀满，麻黄发其阳，水渍入胃，必作利。荛花下十二水，水去利则止。

若渴者，去半夏，加瓜蒌根三两。辛燥而苦润，半夏辛而燥津液，非渴者所宜，故去之；瓜蒌味苦而生津液，故加之。

若噎者，去麻黄，加附子一枚，炮。经曰：水得寒气，冷必相搏，其人既溏，加附子温散水寒。病人有寒，复发汗，胃中冷，必吐蛔，去麻黄恶发汗。

若小便不利，少腹满，去麻黄，加茯苓四两。水蓄下焦不行，为小便不利，少腹满，麻黄发津液于外，非所宜；茯苓泄蓄水于下，加所当也。

若喘者，去麻黄，加杏仁半升，去皮尖。《金匮要略》曰：其人形肿，故不内麻黄，内杏子，以麻黄发其阳故也。喘呼形肿，水气标本之疾。

第41条

〔原文〕伤寒，心下有水气，咳而微喘，发热不渴，

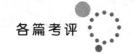

服汤已渴者，此寒去欲解也。小青龙汤主之。

第42条

〔原文〕太阳病，外证未解，脉浮弱者，当以汗解，宜桂枝汤。

【考评】黎天佑曰："本条系衍文。"

第43条

〔原文〕太阳病，下之微喘者，表未解故也。桂枝加厚朴杏仁汤主之。

【考评】阎德润以下后之喘与喘家之喘不同，处方亦当不同。黎天佑曰："此以微喘而表未解，故不列如何见证，已经汗下之喘为虚，下后最忌见喘。喘为虚证，若再降气、宽胸，恐以下陷。桂枝加以厚朴，其势趋下，固不能出，况由于既下之后哉。"

第44条

〔原文〕太阳病，外证未解者，不可下也，下之为逆。欲解外者，宜桂枝汤。

第45条

〔原文〕太阳病，先发汗不解，而复下之，脉浮者不愈。浮为在外，而反下之，故令不愈。令脉浮，故在外，当须解外则愈，宜桂枝汤。

【考评】浅田氏以"浮为在外"以下十九字，疑后人旁注，误混正文也。或云此一章乃前段注脚，系后人开插，宜删消。刘栋、山田亦如浅田之说。

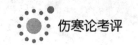

第46条

〔原文〕太阳病，脉浮紧，无汗，发热，身疼痛，八九日不解，表证仍在，此当发其汗。服药已，微除，其人发烦目瞑。剧者必衄，衄乃解，所以然者，阳气重故也。麻黄汤主之。

【考评】黎天佑曰："此节疑义甚多，表证仍在，理当用麻黄发汗，独不解于八九日。或误用药，或药力不足，而证仍不变，可疑者一。既服麻黄汤，对症应愈，何云服药已止也，又云微除。既微除矣，则三阳之热当清，乃发烦、目瞑之证不见于未药前，而增于既药后，可疑者二。发烦、目瞑而衄，阳气重矣，乃'阳气重'句，意在于衄乃解之后，可疑者三。"至于'麻黄汤主之'句，各家均移于'服药已'句上，已无疑义。"

第47条

〔原文〕太阳病，脉浮紧，发热身无汗，自衄者愈。

【考评】陆渊雷谓头面充血者，肌表必充血，肌表充血，则热毒随血达表以散泄矣。陆氏谓《伤寒论》谓急性热病之总纲。急性热病之肠热病，回归热多鼻衄，此等病自衄者，岂能谓之痊愈乎？非急性传染病，血中有何毒性物质乎？浅田氏谓衄血在浅症则吉兆，若在剧症则恶候。此尚属经验之言。吴瑞甫曰："温热症屡遭遇鼻衄不止，竟无法以救之。则本条自衄者愈，判断预后，不可以为训也。"

第48条

〔原文〕二阳并病，太阳初得病时，发其汗，汗先出不彻，因转属阳明，续自微汗出，不恶寒。若太阳病症不罢者，不可下，下之为逆，如何可小发汗。设面色缘缘正赤者，阳气怫郁在表，当解之、熏之；若发汗不彻，不足言阳明怫郁不得越，当汗不汗，其人躁烦，不知痛处，乍在腹中，乍在四肢，按之不可得，其人短气，但坐，以汗出不彻故也，更发汗则愈。何以知汗出不彻，以脉涩故矣。

【考评】山田以为，"续自微汗"下为叔和之文。浅田以"发汗"以下为后人注辞，当缺疑。黎天佑曰："本条种种糊涂，如入五里雾中。叔和以脉夸于世，故有此笔。"

第49条

〔原文〕脉浮数者，法当汗出而愈。若下之，身重心悸者，不可发汗，当自汗出乃解。所以然者，尺中脉微，此里虚，须表里实，津液自和，便自汗出愈。

【考评】山田曰："'所以然者'下，乃叔和家言。"中山太郎曰："'所以然'下，撰次者之言，宜消之。"

第50条

〔原文〕脉浮紧者，法当身疼痛，宜以汗解之。假令尺中迟者，不可发汗。何以知然？以荣气不足，血少故也。

【考评】"假令"以下非仲景辞，乃后人之说也。黎天佑曰："止凭尺中迟，便断为不可汗，此种惝恍理想，仲景未必有此。"

第51条

〔原文〕脉浮者，病在表，可发汗，宜麻黄汤。

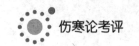

【考评】黎天佑曰："专以脉言可汗，尤奇。设令脉浮而大吐、大下，亦可专凭脉乎？"

第52条

〔原文〕脉浮而数者，可发汗，宜麻黄汤。

【考评】黎天佑曰："讲脉而不言证，一若止靠脉可以知病也者。脉浮数，可发汗，是因当汗。若无发热而谓脉浮数，遂可发汗乎？"

第53条

〔原文〕病常自汗出者，此为荣气和。荣气和者，外不谐，以卫气不共荣气谐和故尔。以荣行脉中，卫行脉外，复发其汗，荣卫和则愈，宜桂枝汤。

【考评】浅田氏以为后节注文谬入于此。山田氏以为此条及后条合于《辨脉法》中说，不合仲景全论之旨，为叔和语。

第54条

〔原文〕病人脏无他病，时发热，自汗出，而不愈者，此卫气不和也。先其时发汗则愈，宜桂枝汤。

【考评】山田氏以为以上七条皆叔和补入，当删。

第55条

〔原文〕伤寒脉浮紧，不发汗，因致衄者，麻黄汤主之。

【考评】柯韵伯将"麻黄汤主之"移于"脉浮紧"下。黎天佑曰："柯氏所注，自是正理，但此仍止就脉言，而未言及身疼等症。究竟不免蒙混，与《辨脉法》篇何异？"

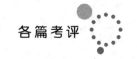

第56条

〔**原文**〕伤寒不大便六七日，头痛有热者，与承气汤。其小便清者，知不在里，仍在表也，当须发汗；若头痛者必衄，宜桂枝汤。

【**考评**】恽铁樵谓文字皆不顺，不可凿解，缺疑。

第57条

〔**原文**〕伤寒发汗已解，半日许，复烦，脉浮数者，可更发汗，宜桂枝汤主之。

【**考评**】恽铁樵谓发汗后肌表虚，不胜冷空气之侵袭，体温因而复集，亦阴盛阳复之理。无汗用麻一桂二或各半汤，有汗用桂枝汤。若如此说，汗后不胜冷空气之侵袭，体温因而复集，此乃生理病理之自然现象，何须用药？黎天佑曰："桂枝汤未有治烦之明文，其为王叔和之笔。"

第58条

〔**原文**〕凡病若发汗、若吐、若下、若亡血、亡津液，阴阳自和者，必自愈。

【**考评**】柯韵伯谓益血生津，阴阳自和矣。不益血生津，阴阳必不自和。傅嫩园曰："阴阳指尺寸。"方氏、《金鉴》如是说。丹波以原文语意分明，不假药力。若凡脱水可以自愈，西医注射生理盐水，可谓多事矣。

第59条

〔**原文**〕大下之后，复发汗，小便不利者，亡津液故也，勿治之，得小便利，必自愈。

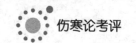

【考评】柯韵伯曰："'勿治之'，是禁其利小便，非待其自愈也。"

第60条

〔原文〕下之后，复发汗，必振寒，脉微细。所以然者，以内外俱虚故也。

【考评】浅田氏谓"所以然"句乃注释之语，征之于论中，皆后人之所托，宜删之。

第61条

〔原文〕下之后，复发汗，昼日烦躁，不得眠，夜而安静，不呕不渴，无表证，脉沉微，身无大热者，干姜附子汤主之。

干姜附子汤方：

干姜一两，味辛热　附子一枚，生用，去皮，碎八片，味辛热

上二味，以水三升，煮取一升，去滓，顿服。

【考评】陈修园、喻嘉言等主阳虚。《金鉴》存疑。黎天佑曰："此条'烦躁'，当以阳虚立论。此方则无法度，烦躁无吐利，则茯苓四逆；吐利烦躁，则有吴萸汤。四逆有甘草即制，此实不成方。"

第62条

〔原文〕发汗后，身疼痛，脉沉迟者，桂枝加芍药生姜各一两人参三两新加汤主之。

【考评】浅田氏曰："按方名揭分量，论中无此例。"

第63条

〔原文〕发汗后，不可更行桂枝汤。汗出而喘，无大

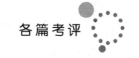

热者，可与麻黄杏仁甘草石膏汤。

麻黄杏仁甘草石膏汤方：

麻黄四两，去节，味甘温　杏仁五十个，去皮尖，味甘温　甘草二两，炙，味甘平　石膏半斤，碎，绵裹，味甘寒

上四味，以水七升，先煮麻黄，减二升，去上沫，内诸药，煮取二升，去滓，温服一升。本云黄耳杯。

第64条

〔**原文**〕发汗过多，其人叉手自冒心，心下悸，欲得按者，桂枝甘草汤主之。

桂枝甘草汤方：

桂枝四两，去皮，味辛热　甘草二两，炙，味甘平

上二味，以水三升，煮取一升，去滓，顿服。

【**考评**】浅田氏以缺疑。

第65条

〔**原文**〕发汗后，其人脐下悸者，欲作奔豚，茯苓桂枝甘草大枣汤主之。

茯苓桂枝甘草大枣汤方：

茯苓半斤，味甘平　甘草二两，炙，味甘平　大枣十五枚，擘，味甘平　桂枝四两，去皮。

上四味，以甘澜水一斗，先煮茯苓，减二升，内诸药，煮取三升，去滓，温服一升，日三服。作甘澜水法，取水二斗，置大盆内，以杓扬之，水上有珠子五六千颗相逐，取用之。

【**考评**】浅田氏曰："奔豚今假以形容悸气自少腹上冲心胸之势。注家认豚为水蓄，直斥为肾积者，非也。"

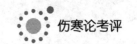

第66条

〔**原文**〕发汗后，腹胀满者，厚朴生姜甘草半夏人参汤主之。

厚朴生姜甘草半夏人参汤方：

厚朴半斤，去皮，炙，味苦温　生姜半斤，切，味辛温　半夏半升，洗，味辛平　人参一两，味温　甘草二两，炙，味甘平

上五味，以水一斗，煮取三升，去滓，温服一升，日三服。

第67条

〔**原文**〕伤寒若吐若下后，心下逆满，气上冲胸，起则头眩，脉沉紧，发汗则动经，身为振振摇者，茯苓桂枝白术甘草汤主之。

茯苓桂枝白术甘草汤方：

茯苓四两，味甘平　桂枝三两，去皮，味辛热　白术二两，味苦甘温　甘草二两，炙，味甘平

上四味，以水六升，煮取三升，去滓，分温三服。

第68条

〔**原文**〕发汗，病不解，反恶寒者，虚故也，芍药甘草附子汤主之。

芍药甘草附子汤方：

芍药三两，味酸，微寒　甘草三两，炙，味甘平　附子一枚，炮，去皮，破八片，味辛热。

上三味，以水五升，煮取一升五合，去滓，分温服。

【**考评**】汪琥引《内台方义》云："若非大汗出及恶寒，其脉沉微，及无热症者，不可服也。"

第69条

〔**原文**〕发汗若下之，病仍不解，烦躁者，茯苓四逆汤主之。

茯苓四逆汤方：

茯苓四两，味甘平　人参一两，味甘温　甘草二两，炙，味甘平　干姜一两半，味辛热　附子一枚，生用，去皮，破八片，味辛热

上五味，以水五升，煮取三升，去滓，温服七合，日二服。

第70条

〔**原文**〕发汗后，恶寒者，虚故也；不恶寒，但热者，实也。当和胃气，与调胃承气汤。

第71条

〔**原文**〕太阳病，发汗后，大汗出，胃中干，烦躁不得眠，欲得饮水者，少少与饮之，令胃气和则愈。若脉浮，小便不利，微热消渴者，五苓散主之。

五苓散方：

猪苓十八铢，去皮，味甘平　泽泻一两六铢，味酸咸　茯苓十八铢，味甘平　桂枝半两，去皮，味辛热　白术十八铢，味甘平

上五味为末，以白饮和服方寸匕，日三服，多饮暖水，汗出愈，如法将息。

【**考评**】黎天佑曰："此但欲饮水，少与即愈之轻症，安得而烦躁哉？烦躁是重症，断无少少与水可愈。"喻嘉言以消渴则腑热全具，热渴当用白虎汤。

第72条

〔**原文**〕发汗己，脉浮数，烦渴者，五苓散主之。

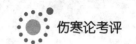

【考评】《金鉴》曰："'脉浮数'之下，当有'小便不利'，无此则为阳明内热口渴之烦渴，白虎证也。"

第73条

〔原文〕伤寒汗出而渴者，五苓散主之。不渴者，茯苓甘草汤主之。

茯苓甘草汤方：

茯苓二两，味甘平　桂枝二两，去皮，味辛热　生姜三两，切，味辛温　甘草一两，炙，味甘平

上四味，以水四升，煮取二升，去滓，分温三服。

【考评】黎天佑曰："全文直衍文耳。不渴是无病，茯苓甘草汤实无着落。"

第74条

〔原文〕中风，发热六七日，不解而烦，有表里证，渴欲饮水，水入则吐者，名曰水逆。五苓散主之。

第75条

〔原文〕未持脉时，病人叉手自冒心，师因教试令咳，而不咳者，此必两耳聋无闻也。所以然者，以重发汗，虚故如此。发汗后，饮水多必喘，以水灌之，亦喘。

【考评】恽铁樵以为有江湖气，缺疑。黎天佑曰："此节非著书体例，乃不完全之医药也。《平脉法》多有此揣测病人之法，直当删去。"又曰："水本冷质，人身热力充足，即冷饮亦消化，强壮饮冷水，卒无小恙，热力充足也。倘热不足，即热饮亦不易消化，水气上逆，则喘。水灌法即河水攻法。"对此，恽铁樵谓近世已无用之者，故此种谬法不经见。

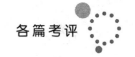

第76条

〔**原文**〕发汗后，水药不得入口，为逆，若更发汗，必吐下不止。发汗吐下后，虚烦不得眠；若剧者，必反复颠倒，心中懊憹，栀子豉汤主之。

若少气者，栀子甘草豉汤主之。若呕者，栀子生姜豉汤主之。

栀子豉汤方：

栀子十四枚，擘，味苦寒　香豉四合，绵裹，味苦寒

上二味，以水四升，先煮栀子，得二升半，纳豉，煮一升半，去滓，分为二服，温进一服。得吐者，止后服。

【**考评**】黎天佑谓此条非水逆也，为误治胃虚极不纳之逆，若更发汗，虚者益虚，吐下不止，刘栋谓上二条为后人所记。

第77条

〔**原文**〕发汗、若下之而烦热，胸中窒者，栀子豉汤主之。

第78条

〔**原文**〕伤寒五六日，大下之后，身热不去，心中结痛者，未欲解也，栀子豉汤主之。

【**考评**】黎天佑以方非吐剂。恽铁樵亦以为非吐剂，栀豉是轻药。闻德润谓酵素剂为是。

第79条

〔**原文**〕伤寒下后，心烦、腹满、卧起不安者，栀子厚朴汤主之。

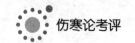

栀子厚朴汤方：

栀子十四枚，擘，味苦寒　厚朴四两，姜炙，去皮，苦温　枳实四枚，水浸，去穰，炒，味苦寒

上三味，以水三升半，煮取一升半，去滓，分二服。温进一服，得吐者，止后服。

【考评】陆渊雷谓治轻症噎嗝，即食管狭窄症。按食管狭窄，岂本方所能治哉？

第80条

〔原文〕伤寒，医以丸药大下之，身热不去，微烦者，栀子干姜汤主之。

栀子干姜汤方：

栀子十四枚，擘，味苦寒　干姜二两，味辛热

上二味，以水三升半，煮取一升半，去滓，分二服。温进一服，得吐者，止后服。

第81条

〔原文〕凡用栀子汤，病人旧微溏者，不可与服之。

第82条

〔原文〕太阳病，发汗，汗出不解，其人仍发热，心下悸，头眩，身瞤动，振振欲擗地者，真武汤主之。

第83条

〔原文〕咽喉干燥者，不可发汗。

第84条

〔原文〕淋家不可发汗，发汗必便血。

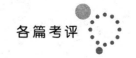

第85条

〔原文〕疮家虽身疼痛，不可发汗，发汗则痉。

第86条

〔原文〕衄家不可发汗，汗出必额上陷，脉急紧，直视不能眴，不得眠。

第87条

〔原文〕亡血家，不可发汗，发汗则寒栗而振。

第88条

〔原文〕汗家重发汗，必恍惚心乱，小便已，阴疼，与禹余粮丸。

第89条

〔原文〕病人有寒，复发汗，胃中冷，必吐蛔。

【考评】恽铁樵曰："若蛔非尽人皆有，今云有寒，发汗必吐蛔，殊不可解，当缺疑。"

第90条

〔原文〕本发汗而复下之，此为逆也；若先发汗，治不为逆。本先下之，而反汗之为逆；若先下之，治不为逆。

【考评】黎天佑曰："此条笼统说理，且说来不免卦疑。应汗而误下，应下而误汗，必有变症，其谁不知，但此中应汗及应下，必确有凭证，断不能如此空滑。当删。"

第91条

〔原文〕伤寒医下之，续得下利清谷不止，身疼痛者，

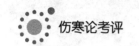

急当救里；后身疼痛，清便自调者，急当救表。救里宜四逆汤，救表宜桂枝汤。

第92条

〔**原文**〕病发热，头痛，脉反沉，若不差，身体疼痛，当救其里，宜四逆汤。

【**考评**】当参他症，不得仅据经文用药。仅发热、头痛、脉沉、体痛，四逆症未全。

第93条

〔**原文**〕太阳病，先下之而不愈，因复发汗，以此表里俱虚，其人因致冒，冒家汗出自愈。所以然者，汗出解和故也。里未和，然后复下之。

【**考评**】陆渊雷曰："此条文不雅训，理亦枘凿，非仲景之言也。"黎天佑曰："此条费解，本文明言表里俱虚，因误汗之，其胃为虚证，误汗而可再汗乎？虚症更汗，是虚虚矣。汗出表里和，更费解。既经表虚，汗之更虚，安得而和？种种不可解，非仲景言。"

第94条

〔**原文**〕太阳病未解，脉阴阳俱停，必先振栗，汗出而解。但阳脉微者，先汗出而解；但阴脉微者，下之而解。若欲下之，宜调胃承气汤。

【**考评**】陆渊雷曰："本条以脉之阴阳辨病解之，由于汗下，无论脉微脉停，其理皆不可通。其事皆无所验，明是迷信脉法之人，凭空臆测，非仲景文。"黎天佑曰："此条专据脉以定汗下，

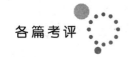

且阳微用汗，阴微用下，无此治法，此为叔和手笔。"

第95条

〔**原文**〕太阳病，发热汗出者，此为荣弱卫强，故使汗出，欲救邪风者，宜桂枝汤。

【**考评**】山田氏谓本条及上二条为王叔和羼入，非仲景言也。黎天佑谓此条系重出，当删。

第96条

〔**原文**〕伤寒五六日，中风，往来寒热，胸胁苦满，默默不欲饮食，心烦喜呕，或胸中烦而不呕，或渴，或腹中痛，或胁下痞硬，或心下悸，小便不利，或不渴，身有微热，或咳者，小柴胡汤主之。

小柴胡汤方：

柴胡半斤，味苦，微寒　黄芩三两，味苦寒　人参三两，味甘温　甘草三两，味甘平　半夏半升，洗，味辛温　生姜三两，切，味辛温　大枣十二枚，擘，味甘温

上七味，以水一斗二升，煮取六升，去滓，再煎，取三升，温服一升，日三服。

后加减法：

若胸中烦而不呕者，去半夏、人参，加栝楼实一枚。

若渴，去半夏，加人参，合前成四两半，栝楼根四两。

若腹中痛者，去黄芩，加芍药三两。

若胁下痞硬，去大枣，加牡蛎四两。

若心下悸，小便不利者，去黄芩，加茯苓四两。

若不渴，外有微热者，去人参，加桂枝三两，温复取微

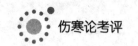

汗愈。

若咳者，去人参、大枣、生姜，加五味子半升，干姜二两。

第97条

〔原文〕血弱气尽，腠理开，邪气因入，与正气相搏，结于胁下，正邪分争，往来寒热，休作有时，默默不欲饮食。脏腑相连，其痛必下，邪高痛下，故使呕也。小柴胡汤主之。服柴胡汤已，渴者，属阳明，以法治之。

【考评】浅田、刘栋皆以为非仲景本文，当缺疑。黎天佑曰："此条系作文字，开口即言'血弱气尽'。夫血弱气尽岂非将就乎？本条当删。"

第98条

〔原文〕得病六七日，脉迟浮弱，恶风寒，手足温，医二三下之，不能食，而胁下满痛，面目及身黄，颈项强，小便难者，与柴胡汤。后必下重，本渴，而饮水呕者，柴胡汤不中与也。食谷者哕。

【考评】诸家注为传经，缺疑。

第99条

〔原文〕伤寒四五日，身热恶风，颈项强，胁下满，手足温而渴者，小柴胡汤主之。

【考评】刘栋以为后人所加。浅田氏以为失次序而载于前，缺疑。

第100条

〔原文〕伤寒，阳脉涩，阴脉弦，法当腹中急痛者，

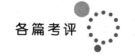

先与小建中汤；不差者，小柴胡汤主之。

小建中汤方：

桂枝三两，去皮，味辛热　甘草二两，炙，味甘平　大枣十二枚，擘，味甘温　芍药六两，味酸微寒　生姜三两，切，味辛温胶饴一升，味甘温

上六味，以水七升，煮取三升。去滓，内胶饴，更上微火，消解，温服一升，日三服。呕家不可用建中汤，以甜故也。

【考评】山田氏以"阳脉"下八字，为后人所加。脉分阴阳非仲景所知。黎天佑曰："脉涩为血虚，血虚证甚多，不止腹中急痛也。脉弦为少阳，为肝气，为水饮，为疟，为厥冷，非止腹中急痛也。就以急痛言之，桃仁承气汤、抵当汤治急痛也。冷结关元，何尝不急痛？脉何尝不弦紧？小建中汤为温剂。小柴胡汤与之如冰炭，乃可互用乎？要之专执脉以揣测何症，是叔和手笔，当删。"

第101条

〔原文〕伤寒中风，有柴胡证，但见一证便是，不必悉具。凡柴胡汤病症而下之，若柴胡证不罢者，复与柴胡汤，必蒸蒸而振，却复发热汗出而解。

第102条

〔原文〕伤寒二三日，心中悸而烦者，小建中汤主之。

第103条

〔原文〕太阳病，过经十余日，反二三下之，后四五日，柴胡证仍在者，先与小柴胡汤。呕不止，心下急，

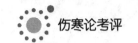

郁郁微烦者，为未解也，与大柴胡汤下之则愈。

大柴胡汤方：

柴胡半斤，味甘平　黄芩三两，味苦寒　芍药三两，味酸，微寒　半夏半斤，洗，味辛温　生姜五两，切，味辛温　枳实四枚，炙，味苦寒　大枣十二枚，擘，甘温。

上八味，以水一斗二升，煮取六升，去滓，再煎，温服一升，日三服，一方用大黄二两。若不加，恐不为大柴胡汤。

第104条

〔**原文**〕伤寒十三日不解，胸胁满而呕，日晡所发潮热，已而微利。此本柴胡证，下之而不得利，今反利者，知医以丸药下之，非其治也。潮热者实也，先宜小柴胡汤以解外，后以柴胡加芒硝汤主之。

【考评】黎天佑曰："本文'下之而不得利'，不言下用何方。'知医以丸药下之'又属揣测之辞。行文种种费解。"

第105条

〔**原文**〕伤寒十三日，过经，谵语者，以有热也，当以汤下之。若小便利者，大便当硬，而反下利，脉调和者，知医以丸药下之，非其治也。若自下利者，脉当微厥，今反和者，此为内实也，调胃承气汤主之。

【考评】黎天佑曰："与上条同一揣测之辞，文多费解，当缺疑。"

第106条

〔**原文**〕太阳病不解，热结膀胱，其人如狂，血自下，下者愈。其外不解者，尚未可攻，当先解外。外解已，

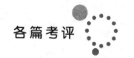

但少腹急结者，乃可攻之，宜桃核承气汤方。

桃核承气汤方：

桃仁五十个，去皮尖，味甘平　桂枝二两，去皮，味辛热　大黄四两　芒硝二两　甘草二两，炙

上五味，以水七升，煮取二升半，去滓，内芒硝，更上火微沸。下火，先食温服五合，日三服，当微利。

第107条

〔**原文**〕伤寒八九日，下之，胸满烦惊，小便不利，谵语，一身尽重，不可转侧者，柴胡加龙骨牡蛎汤主之。

柴胡加龙骨牡蛎汤方：

半夏二合半，洗　大枣六枚　柴胡四两　生姜一两半　人参一两半　龙骨一两半　铅丹一两半　桂枝一两半，去皮　茯苓一两半　大黄二两　牡蛎一两半，煅　黄芩一两半。

上十二味，以水八升，煮取四升，内大黄切如棋子，更煮一二沸，去滓，温服一升。

【**考评**】恽铁樵曰："柴胡龙牡绝非对症之药。"丹波以为柴胡龙牡汤有效，不可为训，缺疑可也。

第108条

〔**原文**〕伤寒，腹满，谵语，寸口脉浮而紧，此肝乘脾也，名曰纵，刺期门。

【**考评**】浅田曰："此条见《平脉》，或后人所补。"《金鉴》以为有误，缺疑。

第109条

〔**原文**〕伤寒发热，啬啬恶寒，大渴欲饮水，其腹必

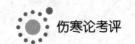

满，自汗出，小便利，其病欲解，此肝乘肺也，名曰横，刺期门。

【考评】浅田曰："不可以，缺疑。"

第110条

〔**原文**〕太阳病二日，反躁，反熨其背，而大汗出，大热入胃，胃中水竭，躁烦，必发谵语，十余日，振慄、自下利者，此为欲解也。故其汗，从腰以下不得汗，欲小便不得，反呕，欲失溲，足下恶风，大便硬，小便当数而反不数及不多，大便已，头卓然而痛，其人足心热，谷气下流故也。

【考评】浅田曰："此条之辞烦碎，难为正论。"恽铁樵曰："讹误必多，存疑。"

第111条

〔**原文**〕太阳病中风，以火劫发汗，邪风被火热，血气流溢，失其常度，两阳相熏灼，其身发黄。阳盛则欲衄，阴虚则小便难，阴阳俱虚竭，身体则枯燥。但头汗出，剂颈而还，腹满微喘，口干咽烂，或不大便，久则谵语，甚者至哕，手足躁扰，捻衣摸床，小便利者，其人可治。

【考评】浅田曰："此条后人之辞句，姑存之。"刘栋曰："以下四条为后人所记。"黎天佑谓此症为真阴立亡之象，恐非药力所能挽。小便利者，尚有一线生机。

第112条

〔**原文**〕伤寒脉浮，医以火迫劫之，亡阳，必惊狂，

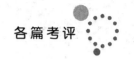

起卧不安者，桂枝去芍药加蜀漆牡蛎龙骨救逆汤主之。

桂枝去芍药加蜀漆龙骨牡蛎救逆汤方：

桂枝三两，去皮 甘草二两，炙 生姜三两，切 牡蛎五两，熬，味酸咸 龙骨四两，味甘平 大枣十二枚，擘 蜀漆三两，洗去腥，味辛平

上七味，以水一斗二升，先煮蜀漆，减二升，内诸药，煮取三升，去滓，温服一升。

【考评】恽铁樵曰："本条蜀漆与柴胡龙牡之黄丹、白散之巴豆，皆以其他各方用药不类，皆不得轻易尝试。"

第113条

〔原文〕形作伤寒，其脉不弦紧而弱。弱者必渴，被火着必谵语。弱者发热、脉浮，解之当汗出。愈。

【考评】恽铁樵曰："文理不相属，总不能曲为解释。"黎天佑曰："形作伤寒者，非真伤寒耶。此节费解，非仲景之书。"

第114条

〔原文〕太阳病，以火熏之，不得汗，其人必躁，到经不解，必清血，名为火邪。

第115条

〔原文〕脉浮热甚，反灸之，此为实。实以虚治，因火而动，必咽燥唾血。

第116条

〔原文〕微数之脉，慎不可灸，因火为邪，则为烦逆，追虚逐实，血散脉中，火气虽微，内攻有力，焦骨

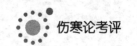

伤筋，血难复也。脉浮，宜以汗解，用火灸之，邪无从
出，因火而盛，病从腰以下必重而痹，名火逆也。欲自
解者，必当先烦，烦乃有汗而解。何以知之？脉浮，故
知汗出解。

【考评】以上三条，刘栋云："为后人所记。"

第117条

〔原文〕烧针令其汗，针处被寒，核起而赤者，必发
奔豚，气从少腹上冲心者，灸其核上各一壮，与桂枝加
桂汤，更加桂枝二两。

【考评】恽铁樵曰："因烧针起核而发奔豚，今日罕见，注家
所释，亦仅存空论。"

第118条

〔原文〕火逆，下之，因烧针烦躁者，桂枝甘草龙骨
牡蛎汤主之。

桂枝甘草龙骨牡蛎汤方：

桂枝一两　甘草二两　龙骨二两　牡蛎二两，熬

上四味，以水五升，煮取二升半，去滓，温服八合，日三服。

第119条

〔原文〕太阳伤寒者，加温针，必惊也。

【考评】以上二条，皆言烧针之害，无甚意义。

第120条

〔原文〕太阳病，当恶寒发热，今自汗出，不恶寒发
热，关上脉细数者，以医吐之过也。一二日吐之者，腹

中饥，口不能食；三四日吐之者，不喜糜粥，欲食冷食，朝食暮吐，以医吐之所致也，此为小逆。

【考评】黎天佑曰："本文有脱落，费解。"浅田氏以此条注文错乱。

第121条

〔原文〕太阳病吐之，但太阳病当恶寒，今反不恶寒，不欲近衣，此为吐之内烦也。

【考评】浅田氏谓"吐"下有缺文。

第122条

〔原文〕病人脉数，数为热，当消谷引食，而反吐者，此以发汗，令阳气微，膈气虚，脉乃数也。数为客热，不能消谷，以胃中虚冷，故吐也。

【考评】浅田曰："此恐后人就前条论医吐之过也。"山田氏谓有《辨脉》《平脉》辞气。

第123条

〔原文〕太阳病，过经十余日，心下温温欲吐，而胸中痛，大便反溏，腹微满，郁郁微烦。先此时，自极吐下者，与调胃承气汤。若不尔者，不可与。但欲呕，胸中痛，微溏者，此非柴胡汤证，以呕故知极吐下也。

【考评】浅田曰："此条诸注纷纭，难从。"陆渊雷谓"不尔"以下，不似仲景文字。黎天佑曰："此节费解，非仲景书。"

第124条

〔原文〕太阳病六七日，表证仍在，脉微而沉，反不

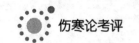

结胸，其人发狂者，以热在下焦，少腹当硬满，小便自利者，下血乃愈。所以然者，以太阳随经，瘀热在里故也。抵当汤主之。

抵当汤方：

水蛭三十个，熬，味咸，苦寒　虻虫三十个，熬，去翅足，味苦，微寒　桃仁二十个，去皮尖，味苦甘，平　大黄三两，酒浸，味苦寒

上四味，以水五升，煮取三升，去滓，温服一升，不下再服。

【考评】黎天佑曰："'脉微而沉'，当作'脉微沉'，'微'当作'略'字解。不然，微也阳虚，传抄恐有误。"余无言曰："下焦不仅膀胱，包括整个少腹中之脏器而言。"

第125条

〔原文〕太阳病，身黄，脉沉结，少腹硬，小便不利者，为无血也。小便自利，其人如狂者，血证谛也，抵当汤主之。

【考评】"身黄"，陆渊雷释为溶血性黄疸，实非也。

第126条

〔原文〕伤寒有热，少腹满，应小便不利；今反利者，为有血也，当下之，不可余药，宜抵当丸。

抵当丸方：

水蛭二十个，熬，味苦寒　虻虫二十个，味苦，微寒　桃仁二十五个，去皮尖　大黄三两

上四味，杵分为四丸，以水一升，煮一丸，取七合服之，晬时当下血；若不下者，更服。

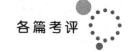

第127条

〔**原文**〕太阳病，小便利者，以饮水多，必心下悸。小便少者，心苦里急也。

辨太阳病脉证并治法（下）第七考评

第128条

〔**原文**〕问曰：病有结胸，有脏结，其状何如？答曰：按之痛，寸脉浮，关脉沉，名曰结胸也。

第129条

〔**原文**〕何谓脏结？答曰：如结胸状，饮食如故，时时下利，寸脉浮，关脉小细沉紧，名曰脏结。舌上白胎滑者，难治。

第130条

〔**原文**〕脏结无阳证，不往来寒热，其人反静，舌上胎滑者，不可攻也。

第131条

〔**原文**〕病发于阳而反下之，热入，因作结胸；病发于阴而反下之，因作痞也。所以成结胸者，以下之太早故也。结胸者，项亦强，如柔痉状。下之则和，宜大陷胸丸。

大陷胸丸方：

大黄半斤，味苦寒　葶苈半升，熬，味苦寒　芒硝半升，味咸寒　杏仁半升，去皮尖，熬黑，味苦，甘温

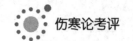

上四味，捣筛二味，内杏仁、芒硝，合研如脂，如散，取如弹丸一枚；别捣甘遂末一钱匕，白蜜二合，水二升，煮取一升，温顿服之，一宿乃下，如不下，更服，取下为效，禁如药法。

第132条

〔原文〕结胸证，其脉浮大者，不可下，下之则死。

第133条

〔原文〕结胸证悉具，烦躁者，亦死。

第134条

〔原文〕太阳病，脉浮而动数，浮则为风，数则为热，动则为痛，数则为虚，头痛发热，微盗汗出而反恶寒者，表未解也，医反下之，动数变迟，膈内拒痛，胃中空虚，客气动膈，短气躁烦，心中懊憹，阳气内陷，心下因硬，则为结胸，大陷胸汤主之。若不结胸，但头汗出，余处无汗，剂颈而还，小便不利，身必发黄。

大陷胸汤方：

大黄六两，去皮，苦寒　芒硝一升，咸寒　甘遂一钱匕，苦寒

上三味，以水六升，先煮大黄，取二升，去滓，内芒硝，煮一两沸，内甘遂末，温服一升，得快利，止后服。

第135条

〔原文〕伤寒六七日，结胸热实，脉沉而紧，心下痛，按之石硬者，大陷胸汤主之。

第136条

〔原文〕伤寒十余日，热结在里，复往来寒热者，与

大柴胡汤。但结胸无大热者，此为水结在胸胁也，但头微汗出者，大陷胸汤主之。

第 137 条

〔原文〕太阳病，重发汗，而复下之，不大便五六日，舌上燥而渴，日晡所小有潮热，从心下至少腹硬满而痛，不可近者，大陷胸汤主之。

第 138 条

〔原文〕小结胸病，正在心下，按之则痛，脉浮滑者，小陷胸汤主之。

小陷胸汤方：

黄连一两，苦寒　半夏半升，洗，辛温　栝楼实大者一枚，味苦寒

上三味，以水六升，先煮栝楼取三升，去滓，内诸药，煮取二升，去滓，分温三服。

【考评】恽铁樵曰："以上结胸一证，余反复推敲亘七八年，迄不得其要领。盖其所言病状与其所处之方药，证之实验，轻重不侔，不可据为法。大陷胸与十枣两条皆极可疑，必不得而用之，宁舍汤用丸，每服少许，以知为度。宁缺此数页，不得以人命供吾等试验也。又结胸、脏结、痞三项病，其症状、病理，经文不甚分明，注家解释言人人殊，令人无所适从。"

第 139 条

〔原文〕太阳病二三日，不能卧，但欲起，心下必结，脉微弱者，此本有寒分也。反下之，若利止，必作结胸；未止者，四日复下之，此作协热利也。

【考评】恽铁樵曰："此条本不可解。"山田氏以为王叔和敷衍之文。黎天佑谓有错简。

第140条

〔原文〕太阳病下之，其脉促，不结胸者，此为欲解也。脉浮者，必结胸；脉紧者，必咽痛；脉弦者，必两胁拘急；脉细数者，头痛未止；脉沉紧者，必欲呕；脉沉滑者，协热利；脉浮滑者，必下血。

【考评】山田曰："此条亦叔和所加，缺疑。"黎天佑曰："此条以脉证证，每句下有一'必'字。临证四十年，知此条脉法之大谬也，乃捕风捉影之技。创之者为伪《难经》鼓吹。宜删。"

第141条

〔原文〕病在阳，应以汗解之，反以冷水潠之，若灌之，其热被劫不得去，弥更益烦，肉上粟起，意欲饮水，反不渴者，服文蛤散。若不差者，与五苓散。寒实结胸，无热证者，与三物小陷胸汤，白散亦可服。

文蛤散方：

文蛤五两。味咸寒

上一味，为散，以沸汤和一钱匕服，汤用五合。

白散方：

桔硬三分，味辛苦，微温　巴豆一分，去皮心，熬黑，研如脂，平温　贝母三分，味辛苦平

上三味为末，内巴豆，更于臼中杵之，以白饮和服。强人半钱匕，羸者减之。病在膈上必吐，在膈下必利，不利进热粥一杯，利过不止，进冷粥一杯。身热，皮粟不解，欲引衣自复，若水以潠之、洗之，益令热劫不得出，当汗而不汗，则烦。假令汗出已，腹中痛，

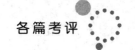

与芍药三两如上法。

【考评】恽铁樵以为时医手笔。末后三物白散条缺疑。

第142条

〔原文〕太阳与少阳并病，头项强痛，或眩冒，时如结胸，心下痞硬者，当刺大椎第一间、肺俞、肝俞、慎不可发汗，发汗则谵语。脉弦，五日谵语不止，当刺期门。

【考评】山田氏以此条为叔和衍文。

第143条

〔原文〕妇人中风，发热恶寒，经水适来，得之七八日，热除而脉迟身凉，胸胁下满，如结胸状，谵语者，此为热入血室也，当刺期门，随其实而取之。

第144条

〔原文〕妇人中风，七八日，续得寒热，发作有时，经水适断者，此为热入血室，其血必结，故使如疟状，发作有时，小柴胡汤主之。

【考评】热入血室以小柴胡汤治之，参观张山雷、《沈氏女科辑要》及其他女科专书，即知其谬。

第145条

〔原文〕妇人伤寒发热，经水适来，昼日明了，暮则谵语，如见鬼状者，此为热入血室。无犯胃气及上二焦，必自愈。

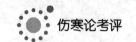

第146条

〔**原文**〕伤寒六七日，发热微恶寒，支节烦疼，微呕，心下支结，外证未去者，柴胡桂枝汤主之。

第147条

〔**原文**〕伤寒五六日，已发汗而复下之，胸胁满，微结，小便不利，渴而不呕，但头汗出，往来寒热心烦者，此为未解也，柴胡桂枝干姜汤主之。

柴胡桂枝干姜汤方：

柴胡半斤。苦平　桂枝三两，去皮。味辛热　干姜二两。味辛热　栝楼根四两。味苦寒　黄芩三两。苦味寒　牡蛎二两，熬。味咸寒　甘草二两，炙。味甘平

上七味，以水一斗二升，煮取六升，去滓，再煎，取三升，温服一升，日三服。初服微烦，复服，汗出便愈。

【**考评**】山田曰："此为叔和所加减，非仲景方。而《要略》所载本方主治，与本条大异，则《金匮》系伪书也。"

第148条

〔**原文**〕伤寒五六日，头汗出，微恶寒，手足冷，心下满，口不欲食，大便硬，脉细者，此为阳微结，必有表复有里也，脉沉，亦在里也。汗出为阳微，假令纯阴结，不得复有外证，悉入在里，此为半在里半在外也。脉虽沉紧，不得为少阴病，所以然者，阴不得有汗。今头汗出，故知非少阴也，可与小柴胡汤。设不了了者，得屎而解。

【**考评**】此条可疑，必非仲景书矣。

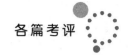

第149条

〔**原文**〕伤寒五六日，呕而发热者，柴胡汤证具，而以他药下之，柴胡证仍在者，复与柴胡汤。此虽已下之，不为逆，必蒸蒸而振，却发热汗出而解。若心下满而硬痛者，此为结胸也，大陷胸汤主之；但满而不痛者，此为痞，柴胡不中与之，宜半夏泻心汤。

半夏泻心汤方：

半夏半升，洗，味辛平　黄芩味苦寒　干姜味辛热　人参味苦温，以上各三两　黄连一两，味苦寒　大枣十二枚，擘，味温甘　甘草三两，炙，味甘平

上七味，以水一斗，煮取六升，去滓，再煎，取三升，温服一升，日三服。

【**考评**】恽铁樵曰："陷胸可疑。"黎天佑曰："此条全是衍文，当删。"

第150条

〔**原文**〕太阳少阳并病，而反下之，成结胸，心下硬，下利不止，水浆不下，其人心烦。

【**考评**】恽铁樵以此条有缺文。

第151条

〔**原文**〕脉浮而紧，而复下之，紧反入里，则作痞。按之自濡，但气痞耳。

【**考评**】黎天佑曰："此条衍文。"此条"脉浮而紧"下，未有"汗下"字样，而言"复下之"，"复"字无着落；"紧反入里"句，不曰"沉紧"而曰"入里"，证有入里，脉亦有入里乎？叔和脉

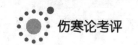

法变幻离奇。此条当删。

第152条

〔原文〕太阳中风，下利，呕逆，表解者，乃可攻之。其人漐漐汗出，发作有时，头痛，心下痞，硬满，引胁下痛，干呕，短气，汗出，不恶寒者，此表解里未和也，十枣汤主之。

十枣汤方：

芫花熬，味辛苦　甘遂味苦寒　大戟味苦寒　大枣十枚，擘，味甘温

上三味等分，各别捣为散。以水一升半，先煮大枣肥者十枚，取八合，去滓，内药末。强人服一钱匕，羸人服半钱，温服之，平旦服。若下少病不除者，明日更服，加半钱，得快下利后，糜粥自养。

【考评】恽铁樵曰："本条病之小者，而用此大方，不伦极矣。"

第153条

〔原文〕太阳病，医发汗，遂发热恶寒，因复下之，心下痞，表里俱虚，阴阳气并竭，无阳则阴独，复加烧针，因胸烦，面色青黄，肤𥆧者，难治；今色微黄，手足温者，乃愈。

【考评】浅田曰："'表里俱虚'下，为后人所加。"

第154条

〔原文〕心下痞，按之濡，其脉关上浮者，大黄黄连泻心汤主之。

大黄黄连泻心汤方：

大黄二两，味苦寒　黄连一两，味苦寒

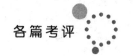

上二味，以麻沸汤二升渍之，须臾绞去滓，分温再服。

第155条

〔原文〕心下痞而复恶寒，汗出者，附子泻心汤主之。

第156条

〔原文〕本已下之，故心下痞，与泻心汤；痞不解，其人渴而口燥烦，小便不利者，五苓散主之。

第157条

〔原文〕伤寒汗出，解之后，胃中不和，心下痞硬，干噫，食臭，胁下有水气，腹中雷鸣下利者，生姜泻心汤主之。

第158条

〔原文〕伤寒中风，医反下之，其人下利，日数十行，谷不化，腹中雷鸣，心下痞硬而满，干呕，心烦不得安。医见心下痞，谓病不尽，复下之，其痞益甚，此非结热，但以胃中虚，客气上逆，故使硬也，甘草泻心汤主之。

第159条

〔原文〕伤寒服汤药，下利不止，心下痞硬。服泻心汤已，复以他药下之，利不止，医以理中与之，利益甚。理中者，理中焦，此利在下焦，赤石脂禹余粮汤主之。复不止者，当利其小便。

赤石脂禹余粮汤方：

赤石脂一斤，碎，味甘温　禹余粮一斤，碎，味甘平

以上二味，以水六升，煮取二升，去滓，分温三服。

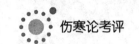

【考评】此条当时传抄之误，开口言伤寒服药，不言服何汤，下利至不止，乃云服泻心汤已。又云以他药下之，又投理中，利益甚，以石脂禹余粮获效。试问二味有何能力堪胜此任？复利不止，谓当利其小便。一派游移不定，安能治此症哉？

第160条

〔原文〕伤寒吐下后发汗，虚烦，脉甚微。八九日，心下痞硬，胁下痛，气上冲咽喉，眩冒。经脉动惕者，久而成痿。

第161条

〔原文〕伤寒发汗，若吐若下，解后，心下痞硬，噫气不除者，旋覆代赭石汤主之。

旋覆代赭石汤方：

旋覆花三两，味咸温　人参二两，味甘温　生姜五两，切，味辛温　半夏半升，洗，味辛温　代赭石一两，味苦寒　大枣十二枚，擘，甘温　甘草三两，炙，味甘平

上七味，以水一斗，煮取六升，去渣，再煎，取三升，温服一升，日三服。

第162条

〔原文〕下后，不可更行桂枝汤，若汗出而喘，无大热者，可与麻黄杏子甘草石膏汤。

第163条

〔原文〕太阳病，外证未除而数下之，遂协热而利。利下不止，心下痞硬，表里不解者，桂枝人参汤主之。

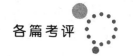

桂枝人参汤方：

桂枝四两，去皮，味辛热　甘草四两，炙，味甘平　白术三两，味甘平　人参三两，味甘温　干姜三两，味辛热

上五味，以水九升，先煮四味，取五升，内桂更煮，取三升，温服一升，日再、夜一服。

第164条

〔原文〕伤寒大下后，复发汗，心下痞，恶寒者，表未解也，不可攻痞，当先解表，表解乃可攻痞。解表宜桂枝汤，攻痞宜大黄黄连泻心汤。

第165条

〔原文〕伤寒，发热，汗出不解，心下痞硬，呕吐而下利者，大柴胡汤主之。

第166条

〔原文〕病如桂枝证，头不痛，项不强，寸脉微浮，胸中痞硬，气上冲喉咽，不得息者，此为胸有寒也，当吐之，宜瓜蒂散。

瓜蒂散方：

瓜蒂一分，熬黄。味苦寒　赤小豆一分。味酸温

上二味，各别捣筛，为散已，合治之，取一钱匕。以香豉一合，用热汤七合，煮作稀糜，去滓，取汁和散，温顿服之。不吐者，少少加，得快吐乃止。诸亡血虚家，不可与瓜蒂散。

第167条

〔原文〕病胁下素有痞，连在脐傍，痛引少腹，入阴筋者，此名脏结。死。

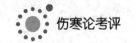

第168条

〔原文〕伤寒，若吐、若下后，七八日不解，热结在里，表里俱热，时时恶风，大渴，舌上干燥而烦，欲饮水数升者，白虎加人参汤主之。

第169条

〔原文〕伤寒无大热，口燥渴，心烦，背微恶寒者，白虎加人参汤主之。

第170条

〔原文〕伤寒脉浮，发热无汗，其表不解，不可与白虎汤。渴欲饮水，无表证者，白虎加人参汤主之。

第171条

〔原文〕太阳少阳并病，心下硬，颈项强而眩者，当刺大椎、肺俞、肝俞，慎勿下之。

【考评】陆渊雷以为叔和羼入本论。

第172条

〔原文〕太阳与少阳合病，自下利者，与黄芩汤；若呕者，黄芩加半夏生姜汤主之。

黄芩汤方：

黄芩三两，味苦寒　甘草二两，炙，味甘平　芍药二两，味酸平　大枣十二枚，擘，味甘温

上四味，以水一斗，煮取三升，去滓，温服一升，日再夜一服。若呕者，加半夏半升，生姜三两。

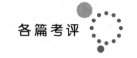

第173条

〔**原文**〕伤寒胸中有热，胃中有邪气，腹中痛，欲呕吐者，黄连汤主之。

黄连汤方：

黄连味苦寒　甘草炙，味甘平　干姜味辛热　桂枝去皮，各三两，味辛热　人参二两，味甘温　半夏半升，洗，味辛温　大枣十二枚，擘，味甘温

上七味，以水一斗，煮取六升，去滓，温服一升，日三服，夜二服。

第174条

〔**原文**〕伤寒八九日，风湿相搏，身体疼烦，不能自转侧，不呕不渴，脉浮虚而涩者，桂枝附子汤主之。若其人大便硬，小便自利者，去桂加白术汤主之。

桂枝附子汤方：

桂枝四两，去皮，味辛热　附子三枚，炮，去皮，破八片，辛热　生姜三两，切，味辛温　甘草二两，炙，味甘温　大枣十二枚，擘，味甘温

上五味，以水六升，煮取二升，去滓，分温三服。

第175条

〔**原文**〕风湿相搏，骨节烦疼，掣痛，不得屈伸，近之则痛剧，汗出短气，小便不利，恶风不欲去衣，或身微肿者，甘草附子汤主之。

甘草附子汤方：

甘草二两，炙，味甘平　附子二枚，炮，去皮，破，味辛热　白术二两，味甘温　桂枝四两，去皮，味辛热

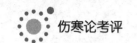

上四味，以水六升，煮取三升，去滓，温服一升，日三服。初服得微汗则解。能食，汗止复烦者，服五合，恐一升多者，宜服六七合为妙。

第176条

〔**原文**〕伤寒脉浮滑，此表有热，里有寒，白虎汤主之。

白虎汤方：

知母六两，味苦寒　石膏一斤，碎，味甘寒　甘草二两，味甘平　粳米六合，味甘平

上四味，以水一斗，煮米熟，汤成，去滓，温服一升，日三服。

【**考评**】"里有寒"，若是指病邪，则论中之"寒"字，医者皆可乱指，将何以辨证施治乎？黎天佑曰："此条无大渴、谵语等症，只凭脉论证。本论中'沉滑者协热利''浮滑者必下血'，同此手笔，非叔和书而何？专以脉定证，启后人捕风捉影之技，非仲景真传也，当删。"

第177条

〔**原文**〕伤寒脉结代，心动悸，炙甘草汤主之。

炙甘草汤方：

甘草四两，炙，味甘平　生姜三两，切，味辛温　桂枝三两，去皮，味辛热　人参二两，味甘温　生地黄一斤，味甘寒　阿胶二两，味温甘　麦门冬半升，去心，味甘平　麻子仁半升，味甘平　大枣十二枚，擘，味甘温

上九味，以清酒七升，水八升，先煮八味，取三升，去滓，内胶烊消尽，温服一升，日三服，一名复脉汤。

第178条

〔**原文**〕脉按之来缓，而时一止复来者，名曰结。又脉来动而中止，更来小数，中有还者反动，名曰结，阴也；脉来动而中止，不能自还，因而复动者，名曰代，阴也。得此脉者，必难治。

辨阳明病脉证并治法第八考评

第179条

〔**原文**〕问曰：病有太阳阳明，有正阳阳明，有少阳阳明，何谓也？答曰：太阳阳明者，脾约是也。正阳阳明者，胃家实是也。少阳阳明者，发汗，利小便也，胃中燥烦实，大便难是也。

【**考评**】陆渊雷曰："非仲景经方家之法。"廖季平曰："凡有问曰、答曰，皆后人所记。"黎天佑曰："此节设问答，而提纲又谓之正阳阳明，由是而生出太阳阳明，指为脾约。其三节太阳之转属阳明，即太阳阳明也，何以此节又另立脾约之名？其叙少阳阳明，见证无非第三节太阳转属阳明之见证，而乃曰为少阳阳明。此等支离，岂仲景原文哉？当删。"

第180条

〔**原文**〕阳明之为病，胃家实也

【**考评**】陆渊雷曰："此条亦非仲景之言。"

第181条

〔**原文**〕问曰：何缘得阳明病？答曰：太阳病发汗、若

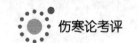

下、若利小便，此亡津液，胃中干燥，因转属阳明，不更衣，内实，大便难者，此名阳明也。

【考评】山田氏以为后人所记。

第182条

〔原文〕 问曰：阳明病，外证云何？答曰：身热，汗自出，不恶寒，反恶热也。

【考评】黎天佑曰："以上二节当删。仲景自著之书，更向何人问答？"

第183条

〔原文〕问曰：病有得之一日，不发热而恶寒者，何也？答曰：虽得之一日，恶寒将自罢，即自汗出而恶热也

【考评】此传经之说，当缺疑。

第184条

〔原文〕问曰：恶寒何故自罢？答曰：阳明居中，主土也，万物所归，无所复传，始虽恶寒，二日自止，此为阳明病也。

【考评】浅田曰："此少阳转属阳明，传经之说。"

第185条

〔原文〕本太阳初得病时，发其汗，汗先出不彻，因转属阳明也。伤寒发热无汗，呕不能食，而反汗出濈濈然者，是转属阳明也。

第186条

〔原文〕伤寒三日，阳明脉大。

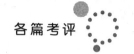

第 187 条

〔**原文**〕伤寒脉浮而缓，手足自温者，是为系在太阴。太阴者，身当发黄；若小便自利者，不能发黄。至七八日大便硬者，为阳明病也。

第 188 条

〔**原文**〕伤寒转系阳明者，其人濈然微汗出也。

第 189 条

〔**原文**〕阳明中风，口苦咽干，腹满微喘，发热恶寒，脉浮而紧；若下之，则腹满，小便难也。

第 190 条

〔**原文**〕阳明病，若能食，名中风；不能食，名中寒。

第 191 条

〔**原文**〕阳明病，若中寒，不能食，小便不利，手足濈然汗出，此欲作固瘕，必大便初硬后溏。所以然者，以胃中冷，水谷不别故也。

【**考评**】陆渊雷曰："以上七条，义既支离，文尤卑弱，皆非仲景文字。"

第 192 条

〔**原文**〕阳明病，初欲食，小便反不利，大便自调，其人骨节疼，翕翕如有热状，奄然发狂，濈然汗出而解者，此水不胜谷气，与汗共并，脉紧则愈。

【**考评**】此条当缺疑。

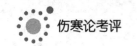

第 193 条

〔原文〕阳明病欲解时，从申到戌上。

【考评】陆渊雷曰："此条非仲景文。"

第 194 条

〔原文〕阳明病，不能食，攻其热必哕。所以然者，胃中虚冷故也。以其人本虚，攻其热必哕。

【考评】陆渊雷谓杂病，非热病，见《金匮》黄疸篇。仲景著书，一人手笔，岂重出？

第 195 条

〔原文〕阳明病脉迟，食难用饱，饱则微烦，头眩，必小便难，此欲作谷疸，虽下之，腹满如故。所以然者，脉迟故也。

【考评】浅田氏谓可不必药。

第 196 条

〔原文〕阳明病法多汗，反无汗，其身如虫行皮中状者，此以久虚故也。

第 197 条

〔原文〕阳明病，反无汗，而小便利，二三日，呕而咳，手足厥者，必苦头痛；若不咳不呕，手足不厥者，头不痛。

【考评】以上二条，陆渊雷谓后人所记。

第 198 条

〔原文〕阳明病，但头眩，不恶寒，故能食则咳，其

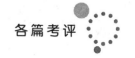

人咽必痛；若不咳者，咽不痛。

第199条

〔原文〕阳明病无汗，小便不利，心中懊恼者，身必发黄。

第200条

〔原文〕阳明病，被火，额上微汗出，小便不利者，必发黄。

【考评】陆渊雷谓凭脉测症，非仲景诊法。

第201条

〔原文〕阳明病，脉浮而紧者，必潮热，发作有时，但浮者，必盗汗出。

第202条

〔原文〕阳明病，口燥，但欲漱水不欲咽者，此必衄。

【考评】山田曰："上十八条，乃叔和羼入。"刘栋以为后人之言是也。

第203条

〔原文〕阳明病，本自汗出，医更重发汗，病已差，尚微烦不了了者，此大便必硬故也。以亡津液，胃中干燥，故令大便硬。当问其小便，日几行。若本小便日三四行，今日再行，故知大便不久出；今为小便数少，以津液当还入胃中，故知不久必大便也。

第204条

〔原文〕伤寒呕多，虽有阳明证不可攻之。

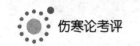

第205条

〔原文〕阳明病，心下硬满者，不可攻之。攻之，利遂不止者死，利止者愈。

【考评】以上二条，刘栋、山田皆以为后人所记。黎天佑曰："第204条，乃叔和《辨脉》之说；第205条亦出叔和手笔，其云'攻之，利遂不止者死'，又云'利不止者愈'。可愈则宜攻，可死则不宜攻，岂有攻之可死，攻之亦可愈乎？"

第206条

〔原文〕阳明病，面合赤色，不可攻之。必发热色黄，小便不利也。

第207条

〔原文〕阳明病，不吐不下，心烦者，可与调胃承气汤。

第208条

〔原文〕阳明病脉迟，虽汗出，不恶寒者，其身必重，短气腹满而喘，有潮热者，此外欲解，可攻里也。手足濈然而汗出者，此大便已硬也，大承气汤主之。若汗多，微发热恶寒者，外未解也，其热不潮，未可与承气汤；若腹大满不通者，可与小承气汤，微和胃气，勿令至大泄下。

大承气汤方：

大黄四两，酒洗，苦寒　厚朴半斤，炙，去皮，苦温　枳实五枚，炙，苦寒　芒硝三合，咸寒上四味，以水一斗，先煮二物，取五升，去滓，内大黄，煮取二升，去滓，内芒硝，更上微火一两沸。分温再服，得下，余勿服。

小承气汤方：

大黄四两　厚朴二两，炙，去皮　枳实三枚，大者，炙

以上三味，以水四升，煮取一升二合，去滓，分温二服。初服汤，当更衣，不尔者，尽饮之；若更衣者，勿服之。

第209条

〔**原文**〕阳明病，潮热，大便微硬者，可与大承气汤，不硬者，不可与之。若不大便六七日，恐有燥屎，欲知之法，少与小承气汤，汤入腹中，转矢气者，此有燥屎，乃可攻之；若不转矢气者，此但初头硬，后必溏，不可攻之，攻之，必胀满不能食也。欲饮水者，与水则哕。其后发热者，必大便复硬而少也，以小承气汤和之。不转矢气者，慎不可攻也。

【**考评**】山田、舒佑谓"欲饮水"下三十八字为后人所加，当削之。

第210条

〔**原文**〕夫实则谵语，虚则郑声。郑声者，重语也。直视谵语，喘满者死。下利者亦死。

【**考评**】陆渊雷谓此条不知是否仲景文字，其言颇未惬当。

第211条

〔**原文**〕发汗多，若重发汗者，亡其阳，谵语脉短者死；脉自和者不死。

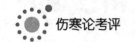

第212条

〔原文〕伤寒若吐、若下后，不解，不大便五六日，上至十余日，日晡所发潮热，不恶寒，独语如见鬼状。若剧者，发则不识人，循衣摸床，惕而不安，微喘直视，脉弦者生，涩者死。微者但发热谵语者，大承气汤主之。若一服利，则止后服。

第213条

〔原文〕阳明病，其人多汗，以津液外出，胃中燥，大便必硬，硬则谵语，小承气汤主之。若一服谵语止，更莫复服。

第214条

〔原文〕阳明病，谵语发潮热，脉滑而疾者，小承气汤主之。因与承气汤一升，腹中转矢气者，更服一升；若不转矢气，勿更与之。明日又不大便，脉反微涩者，里虚也，为难治，不可更与承气汤也。

【考评】山田氏、尾台氏谓"因与承气"至"勿更与之"当删。

第215条

〔原文〕阳明病，谵语有潮热，反不能食者，胃中必有燥屎五六枚也。若能食者，但硬耳，宜大承气汤下之。

第216条

〔原文〕阳明病，下血谵语者，此为热入血室；但头汗出者，刺期门，随其实而泻之，濈然汗出则愈。

【考评】此条当缺疑。浅田氏以为刺法恐针家法，言不可从。

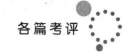

第217条

〔**原文**〕汗出谵语者，以有燥屎在胃中，此为风也。须下之，过经乃可下之。下之若早，语言必乱，以表虚里实故也。下之愈，宜大承气汤。

【考评】陆渊雷谓"此为风也"至"故也"二十八字为后人旁注。

第218条

〔**原文**〕伤寒四五日，脉沉而喘满。沉为在里，而反发其汗，津液越出，大便为难，表虚里实，久则谵语。

第219条

〔**原文**〕三阳合病，腹满身重，难以转侧，口不仁，面垢，谵语遗尿。发汗则谵语，下之则额上生汗，手足逆冷。若自汗出者，白虎汤主之。

【考评】尾台氏以"发汗"下十七字当删。

第220条

〔**原文**〕二阳并病，太阳证罢，但发潮热，手足漐漐汗出，大便难而谵语者，下之则愈，宜大承气汤。

【考评】以上二条言之合病并病。丹波元坚曰："合病并病者，表里俱病是也。其感邪表里同时受病者，谓之合病；表先受病，次传于里而表邪犹在者，谓之并病。合病则剧，并病则易，此合病并病之略也。"徐大椿曰："同起者为合病；一经未罢，一经又病者，为并病。"程杏轩曰："所谓合病者，乃二阳三阳同病，病之相合者也。并病者，如太阳先病不解，又并入阳明少阳之类也。凡并病由浅而深，由此而彼，热使之必然也。此合病并病之义也。三阳之里，便是三阴，三阴之表，即是三阳。如太阳病脉沉，便合少阴；少阴病而发热，便合太阳。阳明脉迟，便合太阴；太阴脉缓，即合阳明。少阳脉小，便合厥阴；厥阴脉浮，是合少阳。虽无并合之名，而有并合之实。三阳合病，脉浮大上关上，但欲眠睡，合目则汗，或谓此证属少阳，亦可用小柴胡否？答曰：可用。"《医宗金鉴》曰："一经未罢，又传一经，而两经、三经同病，而不归并一经者，谓之合病。两经、三经同病，而后归并一经自病者，谓之并病。"陈素中曰："合病者，两经、三经齐病，病之不传者也。并病者，先见一经证，一二日又加一经证，前证不罢，两经俱病也。若先见一经证，更变他经者，则为传经矣。"喻嘉言曰："合病者，三阳合病也。谓二阳经或三阳经同俱受邪，相合而病，故曰合病，此病之不传者也。并病者，亦指三阳而言。并病者，催并督促之谓，前病未解，后病已至，有逼相并之义。此病之传者也。若与三阴合病，即是两感矣。所以三阴无合病例也。"周学海曰："合病并病皆邪气实，至于其经也，更有邪在此经，而兼见彼经之证者，邪在阳经而兼见阴经之证者，邪气未入，证何由见？"王橘泉曰："合病者，二阳同病，或一阳先病，一阳随病，或二阳齐病。病之不传者为合并。病者一经受病，病之未尽，又过一经而传者。又云始初二阳合病，后则一阳气盛，一阳病衰，归于一经也，此谓之并病。"曹颖甫曰："三阳合病条为阳明经证发端。'三阳合病'四字，当在后文'脉浮而紧'条，传写之倒误也。夫脉浮紧属太阳，咽燥口苦属少阳，不恶寒反恶热属阳明者，此二者皆三阳提纲，固当为三阳合病，本条则无之。历来诸家望文生训，皆瞀说也。二阳并病节，全系正阳阳明之证发端。言二阳并病，此必非仲师原文。浅人因三阳病而妄加之也。夫既曰太阳症罢，无头痛、恶寒、恶风诸症可知，安得谓之并病？此证为正阳阳明，而非二阳并病，无可疑者。张隐庵明知并病之非，犹言太阳病气并入阳明，则尽信之过也。"

陈无咎曰："《内经·热论》曰：两感于寒者，一日巨阳与少阴俱病，二日阳明与太阴俱病，三日少阳与厥阴俱病，是谓并病。《伤寒论》病有太阳、阳明之脾约，正阳、阳明之胃家实，少阳、阳明之发汗，利小便，胃中有燥屎，是为合病。《伤寒论》三阳合病并病条，举太阳与阳明合病，太阳与少阳合病，阳明与少阳合病，太阳与少阳并病，即三阳合病、二阳并病。合病应表、应清、应下，并病可解、可刺、少下、禁下。大抵并病由于脏腑内伤，营卫不行，合病由于阳实阴虚，或阳离阴厥。一为形伤气，一为气伤形。小丹波《述义》以《素问》所谓两感即三阳合病，又谓三阴无合病。傅嬾园曰："合病者，两经或三经齐病，不传者为合病；并病者，一经先病未尽，又过一经之传者为并病。所以有太阳阳明合病、太阳少阳合病、少阳阳明合病，有三阳合病。三阳与三阴合病，即是两感。所以三阴无合病例也。此皆经文所未及，而其义其名出于仲景者，皆理之所必然也。"

第221条

〔**原文**〕阳明病，脉浮而紧，咽燥口苦，腹满而喘，发热汗出，不恶寒，反恶热，身重，若发汗则躁，心愦愦，反谵语。若加温针，必怵惕烦躁，不得眠；若下之，则胃中空虚，客气动膈，心中懊恼，舌上胎者，栀子豉汤主之。

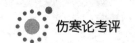

【考评】诸家以为有错简。

第222条

〔**原文**〕若渴欲饮水，口干舌燥者，白虎加人参汤主之

第223条

〔**原文**〕若脉浮发热，渴欲饮水，小便不利者，猪苓汤主之。

猪苓汤方：

猪苓去皮，甘平　茯苓甘平　阿胶甘平　滑石碎，甘寒　泽泻甘咸寒，各一两

上五味，以水四升，先煮四味，取二升，去滓，内下阿胶烊消，温服七合，日三服。

【考评】浅田氏谓乃少阴篇文。

第224条

〔**原文**〕阳明病，汗出多而渴者，不可与猪苓汤，以汗多胃中燥，猪苓汤复利其小便故也。

第225条

〔**原文**〕脉浮而迟，表热里寒，下利清谷者，四逆汤主之。

第226条

〔**原文**〕若胃中虚冷，不能食者，饮水则哕。

第227条

〔**原文**〕脉浮发热，口干鼻燥，能食者则衄。

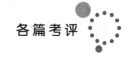

【考评】刘栋曰:"此条乃后人所记。"

第228条

〔**原文**〕阳明病下之,其外有热,手足温,不结胸,心中懊恼,饥不能食,但头汗出者,栀子豉汤主之。

【考评】刘栋曰:"此条乃后人所记。"

第229条

〔**原文**〕阳明病,发潮热,大便溏,小便自可,胸胁满不去者,与小柴胡汤。

第230条

〔**原文**〕阳明病,胁下硬满,不大便而呕,舌上白胎者,可与小柴胡汤。上焦得通,津液得下,胃气因和,身濈然而汗出解。

第231条

〔**原文**〕阳明中风,脉弦浮大而短气,腹都满,胁下及心痛,久按之气不通,鼻干不得汗,嗜卧,一身及目悉黄,小便难,有潮热,时时哕,耳前后肿,刺之小差。外不解,病过十日,脉续浮者,与小柴胡汤。

第232条

〔**原文**〕脉但浮,无余症者,与麻黄汤;若不尿,腹满加哕者,不治。

第233条

〔**原文**〕阳明病,自汗出,若发汗,小便自利者,此

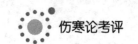

为津液内竭，虽硬不可攻之，当须自欲大便，宜蜜煎导而通之。若土瓜根及大猪胆汁，皆可为导。

蜜煎导方：

蜜七合，一味，内铜器中，微火煎之，稍凝似饴状，搅之勿令焦著，欲可丸，并手捻作挺，令头锐，大如指，长二寸许，当热时急作，冷则硬。以内谷道中，以手急抱，欲大便时乃去之。

猪胆汁方：

大猪胆一枚，泻汁，和醋少许，以灌谷道中，如一食顷，当大便出宿食恶物，甚效。

第234条

〔原文〕阳明病脉迟，汗出多，微恶寒者，表未解也，可发汗，宜桂枝汤。

第235条

〔原文〕阳明病脉浮，无汗而喘者，发汗则愈，宜麻黄汤。

第236条

〔原文〕阳明病，发热汗出，此为热越，不能发黄也。但头汗出，身无汗，剂颈而还，小便不利，渴饮水浆者，此为瘀热在里，身必发黄，茵陈蒿汤主之。

茵陈蒿汤：

茵陈蒿六两，苦微寒　栀子十四枚，擘，苦寒　大黄二两，去皮，苦寒

上三味，以水一斗，先煮茵陈，减六升，内二味，煮取三升，去滓，分温三服，小便当利，尿如皂荚汁状，色正赤，一宿腹减，

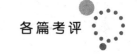

黄从小便去也。

第237条

〔**原文**〕阳明证，其人喜忘者，必有蓄血。所以然者，本有久瘀血，故令喜忘。屎虽硬，大便反易，其色必黑者，宜抵当汤下之。

【**考评**】山田曰："所以然下十三字，系叔和释文。"

第238条

〔**原文**〕阳明病，下之，心中懊恼而烦，胃中有燥屎者可攻，腹微满，初头硬，后必溏，不可攻之。若有燥屎者，宜大承气汤。

【**考评**】舌脉不全，尾台氏补充较佳。

第239条

〔**原文**〕病人不大便五六日，绕脐痛，烦躁，发作有时者，此有燥屎，故使不大便也。

【**考评**】陆渊雷以为太阴。此属阳明，显然有伪。

第240条

〔**原文**〕病人烦热，汗出则解，又如疟状，日晡所发热者，属阳明也。脉实者宜下之；脉浮虚者，宜发汗。下之宜与大承气汤，发汗宜桂枝汤。

第241条

〔**原文**〕大下后，六七日不大便，烦不解，腹满痛者，此有燥屎也。所以然者，本有宿食故也，宜大承气汤。

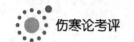

第 242 条

〔原文〕病人小便不利，大便乍难乍易，时有微热，喘冒不能卧者，有燥屎也，宜大承气汤。

第 243 条

〔原文〕食谷欲呕，属阳明也，吴茱萸汤主之。得汤反剧者，属上焦也。

吴茱萸汤方：

吴茱萸一升，洗，辛热　人参三两，甘温　生姜六两，切，辛温　大枣十二枚，擘，甘温

上四味，以水七升，煮取二升，去滓，温服七合，日三服。

第 244 条

〔原文〕太阳病，寸缓、关浮、尺弱，其人发热汗出，复恶寒，不呕，但心下痞者，此以医下之也。如不下者，病人不恶寒而渴者，此转属阳明也。小便数者，大便必硬，不更衣十日，无所苦也。渴欲饮水，少少与之，但以法救之。渴者，宜五苓散。

【考评】山田氏以为"寸缓、关浮、尺弱、其人"八字为叔和羼入，当删之，"小便数"以下似有缺文，不可强解，存疑。

第 245 条

〔原文〕脉阳微而汗出少者，为自和也；汗出多者，为太过。阳脉实，因发其汗，出多者，亦为太过。太过者，为阳绝于里，亡津液，大便因硬也。

【考评】陆渊雷谓此条亦非仲景文字。

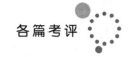

第246条

〔**原文**〕脉浮而芤，浮为阳，芤为阴，浮芤相搏，胃气生热，其阳则绝。

【**考评**】陆渊雷谓二种脉象相搏，以成某病者，皆不可解，皆非仲景文字。黎天佑曰："不言症，只言脉，一若有是脉，必有是症也者。试问病变万端，脉止二十余种，能括尽万病乎？是亦伪也。"

第247条

〔**原文**〕趺阳脉浮而涩，浮则胃气强，涩则小便数，浮涩相搏，大便则硬，其脾为约，麻仁丸主之。

麻仁丸方：

麻子仁二升，甘平　芍药半斤，酸平　枳实半斤，炙，苦寒　大黄一斤，去皮，苦寒　厚朴一尺，炙，去皮，苦寒　杏仁一斤，去皮尖，熬，别作脂，甘温

上六味，为末，炼蜜为丸，桐子大。饮服十丸，日三服，渐加，以知为度。

【**考评**】山田曰："上四条，叔和所加，当删。"

第248条

〔**原文**〕太阳病三日，发汗不解，蒸蒸发热者，属胃也，调胃承气汤主之。

第249条

〔**原文**〕伤寒吐后，腹胀满者，与调胃承气汤。

第250条

〔**原文**〕太阳病，若吐、若下、若发汗后，微烦，小

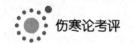

便数，大便因硬者，与小承气汤和之愈。

第251条

〔原文〕得病二三日，脉弱，无太阳柴胡证，烦躁，心下硬，至四五日，虽能食，以小承气汤少少与，微和之，令小安，至六日，与承气汤一升。若不大便六七日，小便少者，虽不能食，但初头硬，后必溏，未定成硬，攻之必溏，须小便利，屎定硬，乃可攻之，宜大承气汤。

第252条

〔原文〕伤寒六七日，目中不了了，睛不和，无表里证，大便难，身微热者，此为实也，急下之，宜大承气汤。

第253条

〔原文〕阳明病，发热汗多者，急下之，宜大承气汤。

第254条

〔原文〕发汗不解，腹满痛者，急下之，宜大承气汤。

第255条

〔原文〕腹满不减，减不足言，当下之，宜大承气汤。

第256条

〔原文〕阳明少阳合病，必下利，其脉不负者，顺也。负者，失也。互相克贼，名为负也。脉滑而数者，有宿食也，当下之，宜大承气汤。

【考评】和久田曰："'其脉不负者'下十九字，为后人所加。"

黎天佑曰:"此条专以脉断症,'负''不负'字甚新,而不通,'互相克贼'更谬极。仲景书岂有此怪诞荒谬而自欺欺人哉?"

第257条

〔原文〕病人无表里证,发热七八日,虽脉浮数者,可下之。假令已下,脉数不解,合热则消谷善饥,至六七日,不大便者,有瘀血,宜抵当汤。

【考评】陆渊雷曰:"此条施治失据,文例不符,后人羼入。"黎天佑曰:"阳明以发热、汗出、恶寒为表证,便硬、谵语为里证。既云无表里证矣,而发热症非表证乎?此误人之伪书,删之为是。"

第258条

〔原文〕若脉数不解,而下不止,必胁热而便脓血也。

【考评】山田曰:"有四条,叔和所加,当删之。"

第259条

〔原文〕伤寒,发汗已,身目为黄,所以然者,以寒湿在里,不解故也。以为不可下也,于寒湿中求之。

第260条

〔原文〕伤寒七八日,身黄如橘子色,小便不利,腹微满者,茵陈蒿汤主之。

第261条

〔原文〕伤寒身黄发热者,栀子柏皮汤主之。

栀子柏皮汤:

栀子十五个,苦寒 甘草一两,甘平 黄柏二两

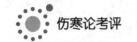

上三味，以水四升。煮取一升半，去滓，分温再服。

第262条

〔原文〕伤寒瘀热在里，身必发黄，麻黄连轺赤小豆汤主之。

麻黄连轺赤小豆汤方：

麻黄二两，去节，甘温　赤小豆一升，甘平　连轺二两，连翘根也，苦寒　杏仁四十个，去皮尖，甘温　大枣十二枚，甘温　生梓白皮一升，苦寒　生姜二两，切，辛温　甘草二两，炙，甘平

以上八味，以潦水一斗，先煮麻黄再沸，去上沫，内诸药，煮取三升，分温三服，半日服尽。

辨少阳病脉证并治法第九考评

第263条

〔原文〕少阳之为病，口苦咽干目眩也。

第264条

〔原文〕少阳中风，两耳无所闻，目赤，胸中满而烦者，不可吐下，吐下则悸而惊。

【考评】此条，山田氏谓后人所加。

第265条

〔原文〕伤寒，脉弦细，头痛，发热者，属少阳。少阳不可发汗，发汗则谵语，此属胃，胃和则愈，胃不和，烦而悸。

【考评】此条，山田氏谓后人所加。

第 266 条

〔**原文**〕本太阳病不解，转入少阳者，胁下硬满，干呕不能食，往来寒热，尚未吐下，脉沉紧者，与小柴胡汤。

【**考评**】此条，山田氏谓后人所加。

第 267 条

〔**原文**〕若已吐、下、发汗、温针，谵语，柴胡汤证罢，此为坏病，知犯何逆，以法治之。

第 268 条

〔**原文**〕三阳合病，脉浮大，上关上，但欲眠睡，目合则汗。

第 269 条

〔**原文**〕伤寒六七日，无大热，其人烦躁者，此为阳去入阴故也。

第 270 条

〔**原文**〕伤寒三日，三阳为尽，三阴当受邪。其人反能食而不呕，此为三阴不受邪也。

第 271 条

〔**原文**〕伤寒三日，少阳脉小者，欲已也。

第 272 条

〔**原文**〕少阳病，欲解时，从寅至辰上。

【**考评**】以上《辨少阳病脉症并治》一篇，陆渊雷谓但存空

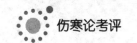

洞之辞。恽铁樵曰:"《少阳篇》已不可信。犹之古碑近碑缺处，其石已烂，字迹模糊，不可辨认，今之所有，多补缀痕迹。恐为晋人貂续。本文之不可信者，存而不论可也。

辨太阴病脉证并治法第十考评

第273条

〔原文〕太阴之为病，腹满而吐，食不下，自利益甚，时腹自痛。若下之，必胸下结硬。

【考评】黎天佑曰:"此条阴寒为病。其自利益甚，即是自利不渴。以脏有寒，脏有寒且续下必利不止，不堪想矣。乃云下之利，则胸下结硬已也，此必传抄之误。"

第274条

〔原文〕太阴中风，四肢烦疼，阳微阴涩而长者，为欲愈。

【考评】此条，山田、刘栋以为后人所加，缺疑。

第275条

〔原文〕太阴病欲解时，从亥至丑上。

【考评】此条，山田、刘栋亦以为后人所加，缺疑。

第276条

〔原文〕太阴病脉浮者，可发汗，宜桂枝汤。

【考评】陆渊雷谓此条于治为逆，缺疑。黎天佑曰:"此条不言证，专言脉，亦叔和加入。"

第 277 条

〔原文〕自利不渴者，属太阴，以其脏有寒故也。当温之，宜服四逆辈。

【考评】陆渊雷以四逆为非太阴，是兼少阴矣。

第 278 条

〔原文〕伤寒脉浮而缓，手足自温者，系在太阴。太阴当发身黄；若小便自利者，不能发黄。至七八日，虽暴烦，下利日十余行，必自止，以脾家实，腐秽当去故也。

【考评】刘栋以为后人所加，缺疑。

第 279 条

〔原文〕本太阳病，医反下之，因而腹满时痛者，属太阴也，桂枝加芍药汤主之。大实痛者，桂枝加大黄汤主之。

【考评】刘栋以为后人所加，缺疑。

第 280 条

〔原文〕太阴为病，脉弱，其人续自便利，设当行大黄芍药者，宜减之，以其人胃气弱，易动故也。

【考评】黎天佑曰："太阴阴寒为病，脉弱阴寒可知。续自便利，宜温中以散寒，且既云胃气弱，则安可再用芍药、大黄哉？谓之传抄之误可也。"

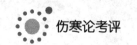

辨少阴病脉证并治法第十一考评

第281条

〔原文〕少阴之为病，脉微细，但欲寐也。

第282条

〔原文〕少阴病，欲吐不吐，心烦，但欲寐，五六日，自利而渴者，属少阴也，虚故引水自救。若小便色白者，少阴病形悉具。若小便色白者，以下焦虚有寒，不能制水，故令色白也。

第283条

〔原文〕病人脉阴阳俱紧，反汗出者，亡阳也，此属少阴，法当咽痛，而复吐利。

第284条

〔原文〕少阴病，咳而下利谵语者，被火气劫故也，小便必难，以强责少阴汗也。

第285条

〔原文〕少阴病，脉细沉数，病为在里，不可发汗。

第286条

〔原文〕少阴病，脉微，不可发汗，亡阳故也。阳已虚，尺脉弱涩者，复不可下之。

第287条

〔原文〕少阴病脉紧，至七八日，自下利，脉暴微，

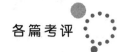

手足反温，脉紧反去者，为欲解也，虽烦下利，必自愈。

第288条

〔**原文**〕少阴病，下利，若利自止，恶寒而踡卧，手足温者，可治。

第289条

〔**原文**〕少阴病，恶寒而踡，时自烦，欲去衣被者，可治。

第290条

〔**原文**〕少阴中风，脉阳微阴浮者，为欲愈。

第291条

〔**原文**〕少阴病欲解时，从子至寅上。

第292条

〔**原文**〕少阴病，吐利，手足不逆冷，反发热者，不死。脉不至者，灸少阴七壮。

第293条

〔**原文**〕少阴病，八九日，一身手足尽热者，以热在膀胱，必便血也。

第294条

〔**原文**〕少阴病，但厥无汗，而强发之，必动其血，未知从何道出，或从口鼻，或从目出，是名下厥上竭，为难治。

第295条

〔**原文**〕少阴病，恶寒身踡而利，手足逆冷者，不治。

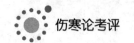

第296条

〔原文〕少阴病，吐利，躁烦，四逆者，死。

第297条

〔原文〕少阴病，下利止而头眩，时时自冒者，死。

第298条

〔原文〕少阴病，四逆，恶寒而身踡，脉不至，不烦而躁者，死。

第299条

〔原文〕少阴病，六七日，息高者，死。

第300条

〔原文〕少阴病，脉微细沉，但欲卧，汗出不烦，自欲吐，至五六日，自利，复烦躁，不得卧寐者，死。

【考评】以上诸条，山田氏以为除281条外，均为后人所加，宜删。陆渊雷谓除281、283、290、291、293条外，均有参考价值。

第301条

〔原文〕少阴病，始得之，反发热，脉沉者，麻黄细辛附子汤主之。

麻黄细辛附子汤方：

麻黄二两，去节，甘热　细辛二两，辛热　附子一枚，炮，去皮，破八片，辛热

上三味，以水一斗，先煮麻黄，减二升，去上沫，内诸药，煮取三升，去滓，温服一升，日三服。

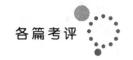

第302条

〔原文〕少阴病，得之二三日，麻黄附子甘草汤微发汗。以二三日无里证，故发微汗也。

麻黄附子甘草汤方：

麻黄二两，去节　甘草二两，炙　附子一枚，炮，去皮

上三味，以水七升，先煮麻黄一两沸，去上沫，内诸药，煮取三升，去滓，温服一升，日三服。

第303条

〔原文〕少阴病，得之二三日以上，心中烦，不得卧，黄连阿胶汤主之。

黄连阿胶汤方：

黄连四两，苦寒　黄芩二两，苦寒　芍药二两，酸平　鸡子黄二枚，甘温　阿胶三两，甘温

上五味，以水五升，先煮三物，取二升，去滓，内胶烊尽，小冷，内鸡子黄，搅令相得，温服七合，日三服。

【考评】山田氏以为大病差后是也。陆渊雷以本方证为阴虚，姑附于《少阴篇》中，然得病二三日，不当见阴虚也。

第304条

〔原文〕少阴病，得之一二日，口中和，其背恶寒者，当灸之，附子汤主之。

附子汤方：

附子二枚，破八片，去皮，辛热　茯苓三两，甘平　人参二两，甘温　白术四两，甘温　芍药三两，酸平

上五味，以水八升，煮取三升，去滓，温服一升，日三服。

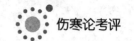

【考评】陆渊雷谓本条文略，证不俱。

第305条

〔原文〕少阴病，身体痛，手足寒，骨节痛，脉沉者，附子汤主之。

第306条

〔原文〕少阴病，下利便脓血者，桃花汤主之。

桃花汤方：

赤石脂一斤，一半全用，一半筛末，甘温　干姜一两，辛热

粳米一升，甘平

上三味，以水七升，煮米令熟，去滓，温服七合，内赤石脂末方寸匕，日三服。若一服愈，余勿服。

【考评】余无言谓：本条与下条之主证同腹病，是兼症。本条为重出。

第307条

〔原文〕少阴病，二三日至四五日，腹痛，小便不利，下利不止，便脓血者，桃花汤主之。

第308条

〔原文〕少阴病，下利便脓血者，可刺。

【考评】陆渊雷谓：此条乃刺法，当删。

第309条

〔原文〕少阴病，吐利，手足厥冷，烦躁欲死者，吴

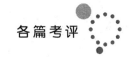

茱萸汤主之。

【考评】陆渊雷以为属太阴，不当属少阴。

第310条

〔原文〕少阴病，下痢，咽痛，胸满心烦者，猪肤汤主之。

猪肤汤方：

猪肤一斤，味甘寒

上一味，以水一斗，煮取五升，去滓，加白蜜一升，白粉五合，熬香，和令相得，温分六服。

【考评】余无言曰："'猪肤'诸说纷纭，莫衷一是，已成千古疑案。"

第311条

〔原文〕少阴病，二三日咽痛者，可与甘草汤；不差，与桔梗汤。

甘草汤方：

甘草二两

上一味，以水三升，煮取一升半，去滓，温服七合，日二服。

桔梗汤方：

桔梗一两，辛甘，微温 甘草二两，甘平

上二味，以水三升，煮取一升，去滓，分温再服。

第312条

〔原文〕少阴病，咽中伤生疮，不能语言，声不出者，苦酒汤主之。

苦酒汤方：

半夏十四枚，辛温 鸡子一枚，去黄，内上苦酒著鸡子壳中，

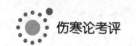

甘微寒

上二味，内半夏，著苦酒中，以鸡子壳置刀环中，安火上，令三沸，去滓，少少含咽之。不差，更作三剂。

第313条

〔原文〕少阴病咽中痛，半夏散及汤主之。

半夏散及汤方：

半夏洗，辛温　桂枝去皮，辛热　甘草炙，甘平。以上各等分

以上三味，各别捣筛已，合治之，白饮和，服方寸匕，日三服。若不能散服者，以水一升，煎七沸，内散两方寸匕，更煎三沸，下火令小冷，少少咽之。半夏有毒，不当散服。

第314条

〔原文〕少阴病，下利，白通汤主之。

白通汤方：

葱白四茎，辛温　干姜一两，辛热　附子一枚，生用，去皮，破八片。辛热

上三味，以水三升，煮取一升，去滓，分温再服。

第315条

〔原文〕少阴病，下利脉微者，与白通汤；利不止，厥逆无脉，干呕烦者，白通加猪胆汁汤主之。服汤脉暴出者死，微续者生。

白通加猪胆汁汤方：

葱白四茎　干姜一两　附子一枚，生，去皮，破八片　人尿五合，咸寒　猪胆汁一合，苦寒

以上五味，以水三升，煮取一升，去滓，内胆汁、人尿，和令相得，分温再服，若无胆亦可用。

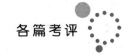

第 316 条

〔**原文**〕少阴病，二三日不已，至四五日，腹痛，小便不利，四肢沉重疼痛，自下利者，此为有水气，其人或咳，或小便利，或下利，或呕者，真武汤主之。

真武汤方：

茯苓三两，甘平　芍药三两，酸平　生姜三两，切，辛温　白术二两，甘温　附子一枚，炮，去皮，破八片，辛热

上五味，以水八升，煮取三升，去滓，温服七合，日三服。

后加减法：

若咳者，加五味半升，细辛、干姜各一两。

若小便利者，去茯苓。

若下利者，去芍药，加干姜二两。

若呕者，去附子，加生姜，足前成半斤。

第 317 条

〔**原文**〕少阴病，下利清谷，里寒外热，手足厥逆，脉微欲绝，身反不恶寒，其人面色赤，或腹痛，或干呕，或咽痛，或利止，脉不出者，通脉四逆汤主之。

通脉四逆汤方：

甘草二两，炙　附子大者一枚，生用，去皮，破八片　干姜三两，强人可四两

上三味，以水三升，煮取一升二合，去滓，分温再服。其脉即出者愈。

面色赤者，加葱九茎。

腹中痛者，去葱，加芍药二两。

呕者，加生姜二两。

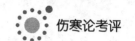

咽痛者，去芍药，加桔梗一两。

利止脉不出者，去桔梗，加人参二两。

第318条

〔原文〕少阴病，四逆，其人或咳，或悸，或小便不利，或腹中痛，或泄利下重者，四逆散主之。

四逆散方：

甘草炙，甘平　枳实破，水渍炙干，苦寒　柴胡苦寒　芍药酸微寒

上四味，各十分，捣筛，白饮和，服方寸匕，日三服。

咳者，加五味子、干姜各五分，并主下痢。

悸者，加桂枝五分。

小便不利者，加茯苓五分。

腹中痛者，加附子一枚，炮令坼。

泄利下重者，先以水五升，煮薤白三升，煮取三升，去滓，以散三方寸匕内汤中，煮取一升半，分温再服。

【考评】余无言曰："此条文字不可解。"

第319条

〔原文〕少阴病，下利六七日，咳而呕渴，心烦，不得眠者，猪苓汤主之。

第320条

〔原文〕少阴病，得之二三日，口燥、咽干者，急下之，宜大承气汤。

第321条

〔原文〕少阴病，自利清水，色纯青，心下必痛，口干燥者，可下之，宜大承气汤。

第322条

〔原文〕少阴病，六七日，腹胀不大便者，急下之，宜大承气汤。

【考评】以上三条，陆渊雷谓其病缘阳明，亦热论家之旧文。

第323条

〔原文〕少阴病，脉沉者，急温之，宜四逆汤。

【考评】以脉断证，非仲景文也。缺疑。

第324条

〔原文〕少阴病，饮食入口则吐，心中温温欲吐，复不能吐，始得之，手足寒，脉弦迟者，此胸中实，不可下也，当吐之。若膈上有寒饮，干呕者，不可吐也，急温之，宜四逆汤。

【考评】陆渊雷曰："热论家之少阴，即是阳明，则何不可乱说厥阴即是太阳。东拉西扯，可以乱说，《伤寒论》可废矣。"

第325条

〔原文〕少阴病，下利，脉微涩，呕而汗出，必数更衣；反少者，当温其上，灸之。

【考评】仲景无明文，不可强解。

辨厥阴病脉证并治法第十二考评

第326条

〔原文〕厥阴之为病，消渴，气上撞心，心中疼热，

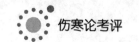

饥而不欲食，食则吐蛔，下之利不止。

第327条

〔**原文**〕厥阴中风，脉微浮，为欲愈；不浮，为未愈。

第328条

〔**原文**〕厥阴病，欲解时，从寅至卯上。

第329条

〔**原文**〕厥阴病，渴欲饮水者，少少与之，愈。

【**考评**】小丹波谓："厥阴篇除上四条外，皆为伪文。"廖季平曰："厥阴篇除上四条外，当删。"陆渊雷曰："厥阴篇为千古疑案，厥阴四条，首条提纲有证候外，余三条文略而理不清，无可研索。以下诸条，皆不称厥阴病。"

第330条

〔**原文**〕诸四逆厥者，不可下之，虚家亦然。

第331条

〔**原文**〕伤寒先厥，后发热而利者，必自止。见厥复利。

第332条

〔**原文**〕伤寒始发热六日，厥反九日而利。凡厥利者，当不能食，今反能食者，恐为除中，食以索饼，不发热者，知胃气尚在，必愈，恐暴热来出而复去也。后日脉之，其热续在者，期之旦日夜半愈。所以然者，本发热六日，厥反九日，复发热三日，并前六日，亦为九日，与厥相应，故期之旦日夜半愈。后三日脉之，而脉数，其热不罢者，此为热气有余，必发痈脓也。

第 333 条

〔原文〕伤寒脉迟，六七日，而反与黄芩汤彻其热。脉迟为寒，今与黄芩汤复除其热，腹中应冷，当不能食；今反能食，此名除中，必死。

第 334 条

〔原文〕伤寒先厥后发热，下利必自止，而反汗出，咽中痛者，其喉为痹。发热无汗而利必自止，若不止，必便脓血。便脓血者，其喉不痹。

第 335 条

〔原文〕伤寒一二日，至四五日而厥者，必发热，前热者，后必厥，厥深者，热亦深，厥微者，热亦微，厥应下之，而反发汗者，必口伤烂赤。

第 336 条

〔原文〕伤寒病，厥五日，热亦五日，设六日当复厥，不厥者，自愈。厥终不过五日，以热五日，故知自愈。

第 337 条

〔原文〕凡厥者，阴阳气不相顺接，便为厥。厥者，手足逆冷是也。

第 338 条

〔原文〕伤寒脉微而厥，至七八日，肤冷，其人躁，

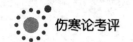

无暂安时者，此为脏厥，非为蛔厥也。蛔厥者，其人当吐蛔。令病者静，而复时烦，此为脏寒。蛔上入其膈，故烦，须臾复止，得食而呕，又烦者，蛔闻食臭出，其人当自吐蛔。蛔厥者，乌梅丸主之，又主久利。

乌梅丸方：

乌梅三百枚，味酸温　细辛六两，辛热　干姜十两，辛热　黄连十六两，苦寒　当归四两，辛温　附子六两，炮，去皮，辛热　蜀椒四两，去子，辛热　桂枝六两，去皮，辛热　人参六两，甘温　黄柏六两，苦寒

上十味，异捣筛，合治之，以苦酒渍乌梅一宿，去核，蒸之五斗米下，饭熟，捣成泥，和药令相得，内白中，与蜜杵二千下，丸如梧桐子大，先食饮，服十丸，日三服，稍加至二十丸。禁生冷、滑物、臭食等。

第339条

〔**原文**〕伤寒，热少厥微，指头寒，默默不欲食，烦躁数日，小便利，色白者，此热除也，欲得食，其病为愈；若厥而呕，胸胁烦满者，其后必便血。

第340条

〔**原文**〕病者手足厥冷，言我不结胸，小腹满，按之痛者，此冷结在膀胱关元也。

第341条

〔**原文**〕伤寒发热四日，厥反三日，复热四日，厥少热多者，其病当愈。四日至七日，热不除者，其后必便

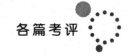

脓血。

第 342 条

〔**原文**〕伤寒厥四日，热反三日，复厥五日，其病为进，寒多热少，阳气退，故为进也。

第 343 条

〔**原文**〕伤寒六七日，脉微，手足厥冷，烦躁，灸厥阴，厥不还者，死。

第 344 条

〔**原文**〕伤寒发热，下利，厥逆，躁不得卧者，死。

第 345 条

〔**原文**〕伤寒发热，下利至甚，厥不止者，死。

第 346 条

〔**原文**〕伤寒六七日，不利，便发热而利，其人汗出不止者，死。有阴无阳故也。

第 347 条

〔**原文**〕伤寒五六日，不结胸，腹濡，脉虚，复厥者，不可下，此亡血，下之，死。

第 348 条

〔**原文**〕发热而厥，七日，下利者，为难治。

第 349 条

〔**原文**〕伤寒脉促，手足厥逆者，可灸之。

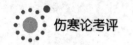

第350条

〔原文〕伤寒脉滑而厥者，里有热，白虎汤主之。

第351条

〔原文〕手足厥寒，脉细欲绝者，当归四逆汤主之。

当归四逆汤方：

当归三两，辛温　桂枝三两，去皮，辛热　芍药三两，酸寒
细辛三两，辛热　大枣二十五个，擘，甘温　甘草二两，炙，甘平
通草二两，甘平

上七味，以水八升，煮取三升，去滓，温服一升，日三服。

第352条

〔原文〕若其人内有久寒者，宜当归四逆加吴茱萸生
姜汤。

第353条

〔原文〕大汗出，热不去，内拘急，四肢疼，又下利，
厥逆而恶寒者，四逆汤主之。

第354条

〔原文〕大汗，若大下利而厥冷者，四逆汤主之。

第355条

〔原文〕病人手足厥冷，脉乍紧者，邪结在胸中。心下
满而烦，饥不能食者，病在胸中，当须吐之，宜瓜蒂散。

第356条

〔原文〕伤寒，厥而心下悸者，宜先治水，当服茯苓

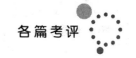

甘草汤，却治其厥。不尔，水渍入胃，必作利也。

第357条

〔原文〕伤寒六七日，大下后，寸脉沉而迟，手足厥逆，下部脉不至，喉咽不利，唾脓血，泄利不止者，为难治。麻黄升麻汤主之。

麻黄升麻汤方：

麻黄二两半，去节，甘温　升麻一两一分，甘平　当归一两一分，辛温　知母苦寒　黄芩苦寒　葳蕤各十八铢，甘平　石膏碎，绵裹，甘寒　白术甘温　干姜辛热　芍药酸平　天门冬去心，甘平　桂枝辛热　茯苓甘平　甘草炙，各六铢，甘平

上十四味，以水一斗，先煮麻黄一两沸，去上沫，内诸药，煮取三升，去滓，分温三服，相去如炊三斗米顷，令尽，汗出愈。

第358条

〔原文〕伤寒四五日，腹中痛，若转气下趣少腹者，此欲自利也。

第359条

〔原文〕伤寒本自寒下，医复吐下之，寒格，更逆吐下；若食入口则吐，干姜黄连黄芩人参汤主之。

干姜黄连黄芩人参汤方：

干姜辛热　黄连苦寒　黄芩苦寒　人参各三两，甘温
上四味，以水六升，煮取二升，去滓，分温再服。

第360条

〔原文〕下利，有微热而渴，脉弱者，今自愈。

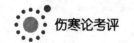

第 361 条

〔**原文**〕下利，脉数，有微热汗出，今自愈；设复紧，为未解。

第 362 条

〔**原文**〕下利，手足厥冷，无脉者，灸之不温，若脉不还，反微喘者，死。少阴负趺阳者，为顺也。

第 363 条

〔**原文**〕下利，寸脉反浮数，尺中自涩者，必清脓血。

第 364 条

〔**原文**〕下利清谷，不可攻表，汗出，必胀满。

第 365 条

〔**原文**〕下利，脉沉弦者，下重也；脉大者，为未止；脉微弱数者，为欲自止，虽发热不死。

第 366 条

〔**原文**〕下利，脉沉而迟，其人面少赤，身有微热，下利清谷者，必郁冒，汗出而解，病人必微厥。所以然者，其面戴阳，下虚故也。

第 367 条

〔**原文**〕下利，脉微而渴者，今自愈；设不差，必清脓血，以有热故也。

第 368 条

〔**原文**〕下利后脉绝，手足厥冷，卒时脉还，手足温

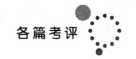

者生，脉不还者死。

第369条

〔原文〕伤寒下利，日十余行，脉反实者死。

第370条

〔原文〕下利清谷，里寒外热，汗出而厥者，通脉四逆汤主之。

第371条

〔原文〕热利下重者，白头翁汤主之。

白头翁汤方：

白头翁二两，苦寒　黄柏苦寒　黄连苦寒　秦皮苦寒，各三两。

上四味，以水七升，煮取二升，去滓，温服一升；不愈，更服一升。

第372条

〔原文〕下利，腹胀满，身体疼痛者，先温其里，乃攻其表。温里宜四逆汤，攻表宜桂枝汤。

第373条

〔原文〕下利，欲饮水者，以有热故也，白头翁汤主之。

第374条

〔原文〕下利，谵语者，有燥屎也，宜小承气汤。

第375条

〔原文〕下利后更烦，按之心下濡者，为虚烦也，宜

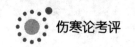

栀子豉汤。

第376条

〔**原文**〕呕家有痈脓者，不可治，脓尽自愈。

第377条

〔**原文**〕呕而脉弱，小便复利，身有微热，见厥者难治。四逆汤主之。

第378条

〔**原文**〕干呕，吐涎沫，头痛者，吴茱萸汤主之。

第379条

〔**原文**〕呕而发热者，小柴胡汤主之。

第380条

〔**原文**〕伤寒大吐大下之，极虚，复极汗者，其人外气怫郁，复与之水，以发其汗，因得哕。所以然者，胃中寒冷故也。

第381条

〔**原文**〕伤寒，哕而腹满，视其前后，知何部不利，利之则愈。

辨霍乱病脉证并治法第十三考评

第382条

〔**原文**〕问曰：病有霍乱者何？答曰：呕吐而利，此名

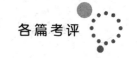

霍乱。

第383条

〔**原文**〕问曰：病发热，头痛，身疼，恶寒，吐利者，此属何病？答曰：此名霍乱。霍乱自吐下，又利止，复更发热也。

第384条

〔**原文**〕伤寒，其脉微涩者，本是霍乱，今是伤寒，却四五日，至阴经上，转入阴必利，本呕下利者，不可治也。欲似大便而反失气，仍不利者，此属阳明也，便必硬，十三日愈，所以然者，经尽故也。下利后，当便硬，硬则能食者愈；今反不能食，到后经中，颇能食，复过一经能食，过之一日，当愈。不愈者，不属阳明也。

第385条

〔**原文**〕恶寒脉微，而复利，利止，亡血也，四逆加人参汤主之。

第386条

〔**原文**〕霍乱，头痛，发热，身疼痛，热多欲饮水者，五苓散主之；寒多不用水者，理中丸主之。

第387条

〔**原文**〕吐利止而身痛不休者，当消息和解其外，宜桂枝汤小和之。

第388条

〔**原文**〕吐利汗出，发热恶寒，四肢拘急，手足厥冷

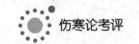

者，四逆汤主之。

第389条

〔原文〕既吐且利，小便复利而大汗出，下利清谷，内寒外热，脉微欲绝者，四逆汤主之。

第390条

〔原文〕吐已下断，汗出而厥，四肢拘急不解，脉微欲绝者，通脉四逆加猪胆汁汤主之。

第391条

〔原文〕吐利发汗，脉平，小烦者，以新虚不胜谷气故也。

【考评】本篇共十条，有人根据《灵枢》五乱，认为霍乱包括呕吐、腹泻等多种急性胃肠病症。然而，本篇究竟是治何种病症，亦未明确，故不如删削。陆渊雷以为杂病，撰次之意不可知。

辨阴阳易差后劳复病脉证并治法第十四考评

第392条

〔原文〕伤寒，阴阳易之为病，其人身体重，少气，少腹里急，或引阴中拘挛，热上冲胸，头重不欲举，眼中生花，膝胫拘急者，烧裈散主之。

第393条

〔原文〕大病差后，劳复者，枳实栀子汤主之。

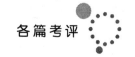

第394条

〔原文〕伤寒差已后，更发热者，小柴胡汤主之。脉浮者，以汗解之；脉沉实者，以下解之。

第395条

〔原文〕大病差后，从腰已下有水气者，牡蛎泽泻散主之。

第396条

〔原文〕大病差后，喜睡，久不了了者，胸上有寒，当以丸药温之，宜温中丸。

第397条

〔原文〕伤寒解后，虚羸少气，气逆吐者，竹叶石膏汤主之。

第398条

〔原文〕病人脉已解，而日暮微烦，以病新差，人虽与谷，脾胃气尚弱，不能消谷，故令微烦，损谷则愈。

【考评】本篇七条，浅田氏谓近于变幻，一向用烧裈之法，亦近于厌禳。差后劳复诸症，如水气不可拘泥一方，则此篇亦当缺疑。山田氏曰："按阴阳易一条，论之与方，其非仲景氏固矣。"本篇存而不论可以。

辨可不可诸篇考评

辨不可发汗病脉证并治法第十五

〔原文〕夫以为疾病至急，仓卒寻按，要者难得，故重集诸可与不可方治，比之三阴三阳篇中，此易见也。又时有不止是三阴三阳，出在诸可与不可中也。脉濡而弱，弱反在关，濡反在巅，微反在上，涩反在下。微则阳气不足，涩则无血。阳气反微，中风汗出而反躁烦。涩则无血，涩而且寒。阳微发汗，躁不得眠。动气在右，不可发汗，发汗则衄而渴，心苦烦，饮即吐水。动气在左，不可发汗，发汗则头眩，汗不止，筋惕肉眴。动气在上，不可发汗，发汗则气上冲，正在心端。动气在下，不可发汗，发汗则无汗，心中大烦，骨节苦疼，目运，恶寒，食则反吐，谷不得前。咽中闭塞，不可发汗，发汗则吐血，气欲绝，手足厥冷，欲得踡卧，不能自温。诸脉得数动微弱者，不可发汗，发汗则大便难，腹中干，胃燥而烦，其形相像，根本异源。脉微而弱，弱反在关，濡反在巅；弦反在上，微反在下。弦为阳运，微为阴寒。上实下虚，意欲得温。微弦为虚，不可发汗，发汗则寒栗，不能自还。咳者则剧，数吐涎沫，咽中必干，小便不利，心中饥烦，晬时而发，其形似疟，有寒无热，虚而寒栗，咳而发汗，踡而苦满，腹中复坚。厥，脉紧，不可发汗，发汗则声乱、咽嘶、舌萎、声不得前。诸逆发汗，病微者难差；剧者言乱，目眩者死，命将难全。咳而小便利，若失小便者，不可发汗，汗出则四肢厥逆冷。伤寒头痛，翕翕发热，形象中风，常微汗出自呕者，下之益烦，心中懊侬如饥；发汗则致痉，身强，难以屈伸；熏之则发黄，不得小便；灸则发咳唾。

辨可发汗病脉证并治法第十六

〔原文〕大法，春夏宜发汗。凡发汗，欲令手足俱周，时出以漐漐然，一时间许，亦佳。不可令如水流漓。若病不解，当重发汗。汗多必亡阳，阳虚，不得重发汗也。凡服汤发汗，中病便止，不必尽剂。凡云可发汗，无汤者，丸散亦可用；要以汗出为解，然不如汤，随证良验。夫病脉浮大，问病者言，但便硬尔。设利者，为大逆。硬为实，汗出而解。何以故？脉浮当以汗解。下利后，身疼痛，清便自调者，急当救表，宜桂枝汤发汗。

辨发汗后病脉证并治法第十七

〔原文〕发汗多，亡阳谵语者，不可下，与柴胡桂枝汤和其荣卫，以通津液，后自愈。此一卷，第十七篇，凡三十一证，前有详说。

辨不可吐第十八

〔原文〕合四证，已具太阳篇中。

辨可吐第十九

〔**原文**〕大法，春宜吐。凡用吐法，中病即止，不必尽剂也。病胸上诸实，胸中郁郁而痛，不能食，欲使人按之，而反有涎唾，下利日十余行，其脉反迟，寸口脉微滑，此可吐之，利则止。宿食，在上脘者，当吐之。病人手足厥冷，脉乍结，以客气在胸中；心下满而烦，欲食不能食者，病在胸中，当吐之。

辨不可下病脉证并治法第二十

〔**原文**〕脉濡而弱，弱反在关，濡反在巅；微反在上，涩反在下。微则阳气不足，涩则无血。阳气反微，中风、汗出而反躁烦；涩则无血，厥而且寒。阳微不可下，下之则心下痞硬。动气在右，不可下。下之则津液内竭，咽燥、鼻干、头眩、心悸也。动气在左，不可下。下之则腹内拘急，食不下，动气更剧。虽有身热，卧则欲踡。动气在上，不可下。下之则掌握热烦，身上浮冷，热汗自泄，欲得水自灌。动气在下，不可下。下之则腹胀满，卒起头眩，食则下清谷，心下痞也。咽中闭塞，不可下。下之则上轻下重，水浆不下，卧则欲踡，身急痛，下利日数十行。诸外实者，不可下。下之则发微热，亡脉厥者，当脐握热。诸虚者，不可下。下之则大渴，求水者易愈；恶水者剧。脉濡而弱，弱反在关，濡反在巅；弦反在上，微反在下。弦为阳运，微为阴寒。上实下虚，意欲得温。微弦为虚，虚者不可下也。微则为咳，咳则吐涎，下之则咳止。而利因不休，利不休，则胸中如虫啮，粥入则出，小便不利，两胁拘急，喘息为难，颈背相引，臂则不仁，极寒反汗出，身冷若冰，眼睛不慧，语言不休，而谷气多入，此为除中，口虽欲言，舌不得前。脉濡而弱，弱反在关，濡反在巅；浮反在上，数反在下。浮为阳虚，数为无血，浮为虚，数为热。浮为虚，自汗出而恶寒；数为痛，振寒而栗。微弱在关，胸下为急，喘汗而不得呼吸，呼吸之中，痛在于胁，振寒相搏，形如疟状，医反下之，故令脉数、发热、狂走见鬼，心下为痞，小便淋沥，小腹甚硬，小便则尿血也。脉濡而紧，濡则胃气微，紧则荣中寒。阳微卫中风，发热而恶寒；荣紧胃气冷，微呕心内烦。医为有大热，解肌而发汗。亡阳虚烦躁，心下苦痞坚。表里俱虚竭，卒起而头眩。客热在皮肤，怅怏不得眠。不知胃气冷，紧寒在关元。技巧无所施，汲水灌其身。客热应时罢，栗栗而振寒。重被而复之，汗出而冒巅。体惕而又振，小便为微难。寒气因水发，清谷不容间。呕变反肠出。颠倒不得安。手足为微逆，身冷而内烦。迟欲从后救，安可复追还。脉浮而大，浮为气实，大为血虚。血虚为无阴，孤阳独下阴部者，小便当赤而难，胞中当虚，今反小便利，而大汗出，法应卫家当微，今反更实，津液四射，荣竭血尽，干呕而不得眠，血薄肉消，而成暴液。医复以毒药攻其胃，此为重虚，客阳去有期，必下如污泥而死。脉数者，久数不止，止则邪结。正气不能复，正气却结于藏，故邪气浮之，与皮毛相得。脉数者，不可下，下之则必烦利不止。脉浮大，应发汗，医反下之，此为大逆。呕多，虽有阳明证，不可攻之。太阳病，外证未解，不可下，下之为逆。夫病阳多者热，下之则硬。无阳阴强，大便硬者，下之则必清谷腹满。伤寒发热，头痛，微汗出。发汗，则不识人；熏之则喘，不得小便，必腹满；下之则短气，小便难，头痛，背强；加温针则衄。伤寒，脉阴阳俱紧，恶寒发热，则脉欲厥。厥者，脉初来大，渐渐小，更来渐渐大，是其候也。如此者恶寒，甚者，翕翕汗出，喉中痛；热多者，目赤脉多，睛不慧，医复发之，咽中则伤；若复下之，则两目闭，寒多者便清谷，热多者便脓血；若熏之，则身发黄；若熨之，则咽燥。若小便利者，可救之；小便难者，为危殆。伤寒发热，口中勃勃气出，头痛，目黄，衄不可制，贪水者必呕，恶水者厥。若下之，咽中生疮，假令手足温者，必下重便脓血。头痛目黄者，若下之，则两目闭。贪水者，脉必厥，其声嘤，咽喉塞；若发汗，则战栗，阴阳俱虚。恶水者，若下之，则里冷不嗜食，大便完谷出；若发汗，则口中伤，舌上白胎，烦躁脉数实，不大便，六七日后，必便血；若发汗，则小便自利也。下利，脉大者，虚也，以其强下之故也。设脉浮革，固尔肠鸣者，属当归四逆汤主之。

辨可下病脉证并治法第二十一

〔原文〕大法，秋宜下，凡服下药，用汤胜丸，中病即止，不必尽剂也。下利，三部脉皆平，按之心下硬者，急下之，宜大承气汤。下利，脉迟而滑者，内实也。利未欲止。当下之，宜大承气汤。问曰：人病有宿食，何以别之？师曰：寸口脉浮而大，按之反涩，尺中亦微而涩，故知有宿食，当下之，宜大承气汤。下利，不欲食者，以有宿食故也，当宜下之，与大承气汤。下利差后，至其年月日复发者；以病不尽故也，当下之，宜大承气汤。下利，脉反滑。当有所去，下之乃愈，宜大承气汤。病腹中满痛者，此为实也，当下之，宜大承气汤。伤寒后，脉沉沉者，内实也，下解之，宜大柴胡汤。脉双弦而迟者，必心下硬；脉大而紧者，阳中有阴也，可以下之，宜大承气汤。

辨发汗吐下后病脉证并治法第二十二

〔原文〕此第十卷，第二十二篇，凡四十八证，前三阴三阳篇中，悉具载之。卷内音释，上卷已有。

【考评】廖季平曰："叔和《脉经》序中'可不可'，取之三阴三阳篇，时有不止是三阴三阳篇，出诸可与不可与也。是凡言六经者，皆出翼本三阴三阳篇。则仲景之例，原文不当有六经字样。今本'可不可'，《脉经》《千金翼》本皆杂有六经文，惟《医门方》无之，是为仲景有古本原文。《千金》三例，详于可汗、可吐、可下，而无不可汗、不可吐、不可下。《脉经》及《千金翼》可与不可对举，叔和序言出诸可与不可与。考《千金》引仲景论，有不可一条，可与不可并论。是仲景原文当为可与不可对举。今《医门方》可与不可与《千金》同。《千金》尚有二条，其余为传抄所伕。成本可与不可与之首，王叔和曰："夫以为疾病至急，仓卒可按，要者难得，故重集诸可与不可方治。"此序见成本可与不可与之首，郭白云以为是叔和自序《脉经》之文，或以为仲景原文者误。

《千金》九卷三例，即《医门方》之大体之三例是也。三例实为古本原文。

《千金》汗、吐、下三例为仲景原文。然方喻以为叔和之作，而删去之。不知叔和所集《脉经》之文，与《千金翼》本同者，成氏早删之，而独存《千金》九卷。仲景原文之可与不可数十条，方喻一概删之，则直删仲景矣，非删叔和也。

考成氏引叔和序，于仲景之可与不可与，叔和重集之三阴三阳，甄别最为分明。今《脉经》本、《千金》本、《千金翼》本之宜忌门次序凌乱，杂入六经明条，无从知仲景与叔和辑本之分别，四本之中，以《医门方》为最善。按成本改正四本之误，方喻欲删叔和存仲景，而不知铸此大错也。

总之，可汗、可吐、可下三篇，及不可汗、不可吐、不可下诸条，凡载在《千金》九卷者，皆仲景原文。

方

此已下诸方，于随卷本证下虽已有，缘止以加减言之，未甚明白，似于览者检阅未便，今复校勘，备列于后：

桂枝加葛根汤方：

葛根四两　芍药二两　甘草二两，炙　生姜三两，切　大枣十二枚，擘　桂枝二两，去皮　麻黄三两，去节

上七味，以水一斗，先煮麻黄、葛根，减二升，去上沫，内诸药，煮取三升，去滓，温服一升，复取微似汗，不须啜粥，余如桂枝法将息及禁忌。

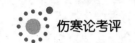

桂枝加厚朴杏子汤方：

于桂枝汤方内，加厚朴二两，炙，去皮，杏仁五十个，去皮尖，余依前法。

桂枝加附子汤方：

于桂枝汤方内，加附子一枚，炮，去皮，破八片，余依前法。术附汤方，附于此方内去桂枝，加白术四两，依前法。

桂枝去芍药汤方：

于桂枝汤方内加芍药，余依前法。

桂枝去芍药加附子汤方：

于桂枝汤方内去芍药，加附子一枚，炮，去皮，破八片，余依前法。

桂枝麻黄各半汤方：

桂枝一两十六铢，去皮　芍药　生姜切　甘草炙　麻黄去节，各一两　大枣四枚，擘　杏仁二十四个，汤浸，去皮尖及两仁者

上七味，以水五升，先煮麻黄一二沸，去上沫，内诸药，煮取一升八合，去滓，温服六合。

桂枝二麻黄一汤方：

桂枝一两十七铢，去皮　芍药一两六铢　麻黄十六铢，去节　生姜一两六铢，切　杏仁十六个，去皮尖　甘草一两二铢，炙　大枣五枚，擘

上七味，以水五升，先煮麻黄一二沸，去上沫，内诸药，煮取二升，去滓，温服一升，日再服。

白虎加人参汤方：

于白虎汤方内，加人参三两，余依白虎汤法。

桂枝去桂加茯苓白术汤方：

于桂枝汤方内去桂枝，加茯苓、白术各三两，余依前法，煎

服。小便利，则愈。

已上九方，病证并在第二卷内。

葛根加半夏汤方：

于葛根汤方内，加半夏半升，余依葛根汤法。

桂枝加芍药生姜人参新加汤方：

于第二卷桂枝汤方内，更加芍药、生姜各一两，人参三两，余依桂枝汤法服。

栀子甘草豉汤方：

于栀子豉汤方内，加入甘草二两，余依前法。得吐，止后服。

栀子生姜豉汤方：

于栀子豉汤方内，加生姜五两，余依前法。得吐，止后服。

柴胡加芒硝汤方：

于小柴胡方内，加芒硝六两，余依前法。服不解，更服。

桂枝加桂汤方：

于第二卷桂枝汤方内，更加桂二两，共五两，余依前法。

已上六方，病证并在第三卷内。

柴胡桂枝汤方：

桂枝去皮　黄芩　人参各一两半　甘草一两，炙　半夏二合半，洗　芍药一两半　大枣六枚，擘　生姜一两半，切　柴胡四两

上九味，以水七升，煮取三升，去滓，温服一升。

附子泻心汤方：

大黄二两　黄连　黄芩各一两　附子一枚，炮，去皮，破，别煮取汁

上四味，切三味，以麻沸汤二升渍之，须臾，绞去滓，内附子汁，分温再服。

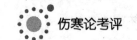

生姜泻心汤方：

生姜四两，切　甘草三两，炙　人参三两　干姜一两　黄芩三两　半夏半升，洗　黄连一两　大枣十二枚，擘

上八味，以水一斗，煮取六升，去滓，再煎取三升，温服一升，日三服。

甘草泻心汤方：

甘草四两　黄芩三两　干姜三两　半夏半升，洗　黄连一两　大枣十二枚，擘。

上六味，以水一斗，煮取六升，去滓，再煎取三升，温服一升，日三服。

黄芩加半夏生姜汤方：

于黄芩汤方内，加半夏半升，生姜一两半，余依黄芩汤法服。

已上五方，病证并在第四卷内。

桂枝加大黄汤方：

桂枝三两，去皮　大黄二两　芍药六两　生姜三两，切　甘草二两，炙　大枣十二枚，擘

上六味，以水七升，煮取三升，去滓，温服一升，日三服。

桂枝加芍药汤方：

于第二卷桂枝汤方内，更加芍药三两，随前共六两，余依桂枝汤法。

当归四逆加吴茱萸生姜汤方：

当归三两　芍药三两　甘草二两，炙　通草二两　桂枝三两，去皮　细辛三两　生姜半斤，切　大枣二十五枚，擘　吴茱萸二升

上九味，以水六升，清酒六升和，煮取五升，去滓，温分五服。一方水酒各四升。

已上三方，病证并在第六卷内。

四逆加人参汤方：

于四逆汤方内，加人参一两，余依四逆汤法服。

四逆加猪胆汁汤方：

于四逆汤方内，加入猪胆汁半合，余依前法服，如无猪胆，以羊胆代之。

已上二方，病证并在第七卷内。

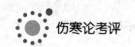

主要参考书目

《名医录》	甘宗伯著
《张仲景姓名事迹考》	郭象升著
《张仲景事状考》	章太炎著
《甲乙经》	皇甫士安著
《史记正义》	张居节纂
《千金要方》	孙思邈撰
《千金翼方》	孙思邈撰
《外台秘要》	王 焘著
《伤寒总病论》	庞安时著
《伤寒发微论》	许叔微著
《伤寒微旨》	韩祗和著
《伤寒论注解》	刘完素著
《伤寒总括》	刘完素著
《伤寒证治》	王 实著
《伤寒百问》	钱闻礼著
《伤寒要旨》	李 柽著
《伤寒类证活人书》	朱 肱撰
《伤寒百问》	朱奉议著
《伤寒活人总括》	杨士瀛著
《伤寒补亡论》	郭白云著

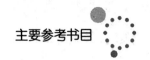

《活人总括》	吴蒙斋著
《伤寒百问》	李知先著
《伤寒指掌》	吴蒙斋著
《伤寒类纂》	高若讷著
《伤寒秘要》	刘醇据著
《伤寒玉鉴》	王尧卿著
《伤寒类证要略》	王尧卿著
《伤寒类证便览》	陆彦功著
《伤寒十劝》	李子廷著
《注解伤寒论》	成无己著
《伤寒明理论》	成无己撰
《宣明方论》	刘宗素著
《伤寒直格》	刘宗素著
《伤寒标本类萃》	刘宗素著
《伤寒保命集》	张洁古著
《伤寒纂荟》	李嗣庆著
《改正活人书》	李嗣庆著
《六门二法》	张从正著
《伤寒类证》	宋云公著
《伤寒治法举要》	李东垣著
《此事难知》	王好古著
《伤寒摘疑问目》	朱丹溪著
《伤寒辨疑》	朱丹溪著
《伤寒例钞》	滑伯仁著
《读伤寒论钞》	滑伯仁著

《伤寒蕴要》	吴　绥著
《伤寒医鉴》	马宗素著
《张子和心镜别集》	梁镅洪撰
《伤寒心镜》	常仲明著
《活人释疑》	赵嗣真著
《医经溯洄集》	王　履著
《伤害三说解》	汪必昌著
《金镜内台方议》	许　宏著
《伤寒内外篇》	吕沧洲著
《伤寒补亡论》	徐正善著
《伤寒大易览》	叶如庵著
《伤寒保命集》	杜思敬著
《伤寒指掌》	皇甫中著
《伤寒诊法》	李　浩著
《伤寒活人指掌图论》	熊宗立著
《伤寒运气全书》	熊宗立著
《伤寒石髓》	张兼善著
《伤寒类证便览》	黄仲理著
《伤寒补疑》	珀　休著
《伤寒诸证辨疑》	吴荽山著
《伤寒六经辨证》	盛启东著
《潜溪续论》	彭养光著
《新增伤寒蕴要》	彭养光著
《伤寒治例》	刘宗厚著
《伤寒六书》	陶　华著

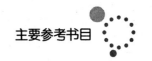

《伤寒九种》　　　　　陶　华著

《全生集》　　　　　　朱映璧著

《伤寒准绳》　　　　　王肯堂著

《伤寒论注》　　　　　史阎然著

《伤寒五法》　　　　　陈养晦著

《伤寒条辨》　　　　　方有执著

《补天石》　　　　　　戈维诚著

《伤寒金锌疏钞》　　　卢之颐著

《伤寒汇言》　　　　　倪沫龙著

《伤寒摘锦》　　　　　万密斋著

《伤寒括要》　　　　　李士材著

《伤寒指南》　　　　　王　乾著

《伤寒纲目》　　　　　王　乾著

《伤寒选录》　　　　　汪石山著

《伤寒典》　　　　　　张景岳著

《伤寒直指》　　　　　马云龙著

《伤寒六书纂要辨疑》　童养学著

《伤寒会通》　　　　　沈　贞著

《伤寒撮要》　　　　　杨徇、缪存济著

《伤寒心法大成》　　　张太宇著

《伤寒世验法》　　　　张春台著

《伤寒指掌详解》　　　邢增提著

《伤寒十释》　　　　　吕　复著

《伤寒证治明条》　　　王　震著

《伤寒秘籍》　　　　　钱鸿声著

《尚论》　　　　　　　　　喻　昌著

《伤寒印宗》　　　　　　　张隐庵著

《伤寒论集注》　　　　　　张隐庵著

《伤寒论注》　　　　　　　张卿子著

《伤寒古方通》　　　　　　王晋三著

《伤寒选方解》　　　　　　沈亮宸著

《伤寒论注》　　　　　　　徐忠可著

《伤寒直解》　　　　　　　张锡驹著

《己任编》　　　　　　　　高鼓峰著

《伤寒秘籍方续集》　　　　钱鸿声著

《伤寒辨证》　　　　　　　陈尧道著

《伤寒论类疏》　　　　　　张孝培著

《伤寒三注》　　　　　　　周禹载注

《伤寒折衷》　　　　　　　林　澜著

《伤寒溯源集》　　　　　　钱　潢著

《伤寒辨证广注》　　　　　汪　琥著

《伤寒本义》　　　　　　　魏念庭著

《伤寒六经辨证治法》　　　沈明宗著

《伤寒论后条辨》　　　　　程应旄著

《伤寒钻论续论》　　　　　张　某著

《伤寒兼证析义》　　　　　张　畴著

《伤寒大白》　　　　　　　秦皇士著

《伤寒条辨续注》　　　　　郑重光著

《伤寒论条辨》　　　　　　郑重光著

《伤寒悬解》　　　　　　　黄元御著

《伤寒说意》	黄元御著
《伤寒翼》	蒋示吉著
《伤寒析义》	吴庭柱著
《伤寒医宗承启》	吴人驹著
《伤寒经论》	萧　壎著
《伤寒典要》	徐国麟著
《伤寒拟论》	王殿表著
《伤寒要旨》	高日震著
《伤寒心法》	吴谦等著
《伤寒纲目》	沈金鳌著
《伤寒来苏集》	柯　琴著
《伤寒贯珠集》	尤在泾著
《伤寒论类方》	徐大椿著
《重订伤寒论集注》	舒弛远撰
《伤寒指掌》	吴坤安著
《伤寒证治明条》	吴师朗著
《伤寒辨证录》	陈士铎著
《伤寒论近言》	何梦瑶著
《伤寒孝慈备览》	汪纯粹著
《伤寒心悟》	汪纯粹著
《伤寒辨证集解》	黄　钰著
《伤寒辨证扶微》	郑伯埙著
《伤寒撮要》	王梦祖著
《伤寒论谈》	沈尧封著
《伤寒分经》	吴仪洛著

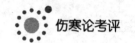

《伤寒经论》	萧慎斋著
《伤寒活人心法》	王文选著
《伤寒近论》	陈　治著
《伤寒论》	汪纯士著
《伤寒补注》	顾观光著
《伤寒论本旨》	章　楠著
《伤寒提钩》	程吉轩著
《伤寒析疑》	程吉轩著
《伤寒寻源》	吕震名著
《伤寒集注》	马良伯著
《伤寒类编》	马良伯著
《伤寒集注辨似》	高学山著
《伤寒方经解》	姜国伊著
《伤寒恒论》	郑钦安著
《伤寒类证》	关耀南著
《伤寒问答》	沈　麟著
《伤寒汇注精华》	汪蓬石著
《伤寒补例》	周学海著
《伤寒点睛》	覃怀孟著
《伤寒新元编》	王立庵著
《伤寒释义》	李钻文著
《伤寒备要》	施　涛著
《伤寒证集解》	黄宝臣著
《伤寒论浅注》	陈修园著
《金匮要略浅注》	陈修园著

《长沙方歌括》　　　　　　陈修园著

《伤寒真方歌括》　　　　　陈修园著

《伤寒医诀串解》　　　　　陈修园著

《伤寒论注》　　　　　　　陈修园著

《重订柯氏伤寒论》　　　　陈修园著

《伤寒论读》　　　　　　　陈修园著

《金匮读》　　　　　　　　陈修园著

《伤寒论浅注补正》　　　　唐容川著

《世补斋医书》　　　　　　陆九芝著

《增订伤寒广要》　　　　　何廉臣著

《伤寒述义》　　　　　　　何廉臣著

《伤寒百证歌》　　　　　　何廉臣著

《伤寒论识》　　　　　　　何廉臣著

《通俗伤寒论》　　　　　　何廉臣著

《感证宝筏》　　　　　　　何廉臣著

《伤寒论辑义桉》　　　　　恽铁樵著

《伤寒研究》　　　　　　　恽铁樵著

《伤寒论说》　　　　　　　陈无咎著

《伤寒发微》　　　　　　　曹家达著

《包氏医宗》　　　　　　　包识生著

《伤寒杂病论义疏》　　　　刘仲迈、刘昆湘著

《伤寒详解》　　　　　　　邹子痕著

《伤寒汲古》　　　　　　　周歧隐著

《伤寒正义》　　　　　　　傅嬾园著

《伤寒讲义》　　　　　　　王仲香著

《伤寒讲义》	郑兆辛著
《伤寒纲要讲义》	王慎轩著
《伤寒讲义》	张寿甫著
《伤寒折衷》	胡毓秀著
《伤寒汇参》	张拱端著
《仲景学说之分析》	叶劲秋著
《伤寒讲义》	谭次仲著
《伤寒集注》	黄　谦著
《寒祟正编》	黎天佑著
《伤寒新义》	祝味菊著
《渡边主证治疗学》	卢抑甫箸
《伤寒今释》	陆渊雷箸
《伤寒新义》	余无言著
《伤寒新注》	王和安著
《伤寒论平释》	阎德润著

附：

王聘贤《伤寒论考评》简析

黄鸿飞（贵阳中医学基础部医史文献教研室）

王聘贤（1895–1964），号国士，出生于贵州兴义县。1917年东渡日本，留学于东京明治大学法律系。次年患胃病，经西医专科治疗逾年，了无寸效，以至"日不能食，夜不能寐，头发落尽，夏则裹裘"，"整日望乡流泪，不望生还"。后经友人介绍，由著名伤寒大家何廉臣在沪造丸药寄服，病渐愈。遂有志于医，后师事日本"汉方"名医木村久长，并兼修西医之长。1922年归国后，问业于近代名家张锡纯、何廉臣、张山雷等人，后因乡帮多故，置身于军政两界，奔流于大江南北，但岐黄之志不改，期间遍访各方名医，得到了丁甘仁、曹炳章等名师亲传，学业大进。1930年辗转回筑悬壶，临证治疗活泼奇特，医名盛隆，被人誉为"黔中医怪""黔中四大名医之首"。

王氏治学严谨，对《伤寒论》更是细研逾四十年。他博采数百家之言，编著了《伤寒论考评》一书。全书虽只有10万字左右，但考评直接，或正或讹，或疑或缺，皆明晰畅达，实为后人学习《伤寒论》的指路迷津。

1. 考评的目的

王氏认为古人之言有伪有真，尤其是《伤寒论》中的内容，

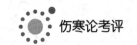

被世人视为金科玉律不敢更改一字的尊经迷古之习限制了中医学的发展。他认为医界注释《伤寒论》的人往往"注不破经、疏不破注、笺不破疏……以至于流传的医籍玉石杂糅，真伪难分"。"至于这些经典著作的真伪和其中那些无价值的内容，不敢批判取舍，陈陈相因，总叫后学皓首穷经"，"虽有几十几百家的注释，但是众说纷纭，莫衷一是"，让后学望洋兴叹。因此王氏本着"不笃古尊经，不崇玄说"的原则编纂了此书以"供同道学习研究参考"。

2. 考评的特点

2.1　**博采众家　审慎参考**　王氏考评《伤寒论》参考的书籍数量惊人，在书后所附的主要参考书目中，所列主要参考书目达 241 种，而其中书中所引用而书目中未注明的其他相关书籍也还有近 30 种。在考评中王氏并非对所有医家的观点加以采用，而是经过审慎参考后对一些医家的观点只是浅提则止，而对一些医家的评注广泛吸收。其中引用最多的是近代岭南伤寒名家黎天佑（达 58 条），其次是以"发皇古义，融会新知"闻名的经学大师陆渊雷（37 条）以及日本"汉医"泰斗浅田宗伯（32 条）。其他如日本"考证派"代表人物山田正珍（27 条）、近代"经学大师"廖季平（24 条）、近代中医大家恽铁樵（18 条）等也是王氏考评《伤寒论》的主要参考对象。

2.2　**甄别真伪，批判取舍**　王氏认为仲景自序乃后人杂凑而成。内容上，序里所提及的《九卷》《八十一难》《阴阳大论》等论中未现，且自序之首段出于《千金要方》叙言末段，自序之末段则出于《千金要方》首卷治病暑例文之首段；时间上，自序唐本所无，《千金》《外台》《脉经》皆不载；文辞上，自序文字卑弱，不类汉文，措辞造句，有类六朝文字。王氏认为尊经之人，因序中有"撰用《素问》《九卷》"等语便以《内经》六经、十二经络释《伤寒论》，又以《伤寒》附《素问》，虽"心知其难通，则做回曲附会之词，以求相合。真如衣败絮行荆棘中，无一不挂"。如此反使学者陷入迷途，当予删除。

此外，经王氏考证，《辨脉法》乃叔和伪撰；《平脉法》文辞浅陋，且多引《素问》《难经》以成文，大非仲景文笔；《伤寒例》除"阴阳大论"至"此则时行之气也"一段为仲景引古医经成文外，余皆成本杂抄《千金》《外台》等而成；《辨痉湿暍篇》有论无方，所举三种病证亦不详备，故当于《太阳篇》中，并附于桂枝法后，不能成为独立一篇。

2.3 发皇古义，重视实际 王氏认为"历代笃学古医学者，多作书籍的空谈，少作实践上的言论"，因此考评经文多以实践为重。如考评 11 条"身大寒，反不欲近衣者，寒在皮肤，热在骨髓也"。他说"本条只泛言大寒不欲近衣，未出治法，以此辨证，令学者茫然。"并举黎天佑和余无言二人医案为证：黎案中病者"尽去衣被，扇风不停"，余案中病者亦"毫无觉冷，不盖被单"。二人所治皆身冷肢寒而畏热恶热者，若按论中条文判断，此真所谓"寒在皮肤，热在骨髓也"。但黎案中患者尚有脉微欲绝、奄奄一息之证，此真阳欲脱之象，急以大剂四逆白通汤，连日数服，病始渐减而愈；而余案中患者脉沉细而数，气息微促，病者但云心中热，处以白虎人参汤加味后渐愈。王氏由此明确地

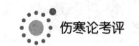

提出"若据论中本条文所治，则黎、余二案，治疗寒热相反。凭此空条文，学者将何所据以为业乎？"体现了王氏考评《伤寒论》发皇古义，重视实践，实事求是的精神。

2.4　考评缺疑，有详有略　王氏对伤寒六经条文中历来公认无异者不予考评，此类条文共计183条，占全部六经条文总数的48%，而对剩余的198条条文在考评中采取多家互参、对比引证的方法进行考评。如第3条"脉阴阳俱紧者，名为伤寒"，王氏考方有执、陈修园等宗《难经·二难》以阴阳指尺寸而言；廖季平则认为"阴是寸口，阳是趺阳"；柯韵伯崇《难经·四难》以阴阳言寸口脉之浮沉；杨上善曰"人迎为阳，寸口为阴，不于寸部分阴阳"；浅田宗伯则以阴阳为病位而非脉位；山田正珍则考"'阴阳俱'三字为王叔和掺入，宜删"。对此各家异论矛盾，王氏却不做评论，只是将诸家主张罗列清晰，以待后人参考。又如第13条"太阳病，头痛发热，汗出恶风者，桂枝汤主之"，《医宗金鉴》以此为衍文，柯韵伯、黎天佑等则认为此为桂枝汤总证，王氏认为，不论其为衍文或总证，"其要重在汗出"，体现了王氏"崇实而不贵虚"的作风。

王氏六经病篇考评中以太阳病篇最详，因为太阳病篇条文数最多，且病状复杂多变，历来众说纷纭，莫衷一是。太阳病篇共178条条文，王氏考证了107条，占太阳病篇总条文数的60%；而于厥阴病篇考评最略，全篇56条只考评篇首4条，占厥阴病篇总条文数的7%。这是因为厥阴病篇证候错综复杂，变化多端，或寒或热，或虚或实，甚至许多病并非足厥阴肝和手厥阴心包之证，故王氏引陆渊雷曰"厥阴篇为千古疑案"，除篇首4条外，其他条文都不称厥阴病，因而"无可研索"，故未予评析。

表 1　王聘贤考评六经条文表

篇名	条文数	考评数	考评率
太阳篇上	30	21	70%
太阳篇中	96	68	71%
太阳篇下	52	18	35%
阳明篇	84	45	53%
少阳篇	10	4	40%
太阴篇	8	8	100%
少阴篇	45	30	66%
厥阴篇	56	4	7%
合计	381	198	52%

3. 结语

王氏对如何继承研究古代医经著作曾说过："欲研究斯学者，一须守正而不探奇，二当崇实而不贵虚，三务明古而通今，四必述闻而可创说。"《伤寒论考评》是王氏 40 年潜心研究《伤寒论》，融汇百家之言的成果，体现了王氏尊经不迷古，实事求是的研究精神，堪为后学楷模。

（本文于《江西中医学院学报》2009 年第 2 期刊出）

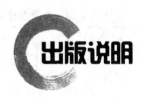
出版说明

　　《〈医药杂话〉试释》是由原贵州省中医研究所中医师徐元朝、吴学斗整理的王聘贤先生遗稿《医药杂话》，曾在《贵阳中医学院学报》1991~1992 年分期发表。

　　整理者在编者按里这样叙述："以所记内容看，是王聘贤先生贵州解放之前的作品。当时贵州交通闭塞，文化落后，缺医少药现象特别严重。王氏在行医中扶危济困，医德医风可佩，在学术上谦虚谨慎，虚怀若谷，反对迷信，提倡科学，实事求是。《医药杂话》是其数十年经验的心得体会，文笔流畅，直抒胸臆，无拘无束，每有切中时弊，惊世骇俗的真知灼见。此医话按次序分段，每段均独立成篇，每篇集中阐述一种观点或一个问题，有长有短，均是有感而发，从中可以窥知王氏的若干学术见解和进步的思想倾向，我们认为至今对后学仍有较大的启发教育意义，故进行整理，以飨读者。从原稿上可以看出，作者曾多次圈点删改，整理过程中尽量保持原貌，原文部分仅对个别笔误或漏字在括号中进行了更正或补充。另外，为方便读者阅读理解，每篇均根据内容增加了标题，对个别词进行了注释，并酌加按语。王聘贤《医药杂话》针对医家、病人、药学工作者以及患者家属们，提出医德医风的议论和忠告，可说是一部具有价值的医话和药话，是对医药界的有益建议和评议。"

医德是为医者必须遵守的职业道德。古人云"医乃仁术，医者仁者"，"医无德者，不堪为医"。唐·孙思邈《大医精诚》乃是中医学典籍中论述医德的一篇极重要文献，为习医者所必读，告知医道是"至精至微之事"，习医之人必须"博极医源，精勤不倦"，"见彼苦恼，若己有之"，不得"自逞俊快，邀射名誉"，"恃己所长，经略财物"。明代龚廷贤说："病家求医，寄以生死。"故医者与病人关系是生死所寄，性命攸关的事。"孙在公立志济人度世，庞安时存心乐义轻财，华元化以矜老恤孤为宗旨，喻嘉言以救贫济急为本心。"这些古代医家的医德故事已世代传为佳话，早为我们医者树立了崇高的医德榜样。

聘贤先生虽仙逝六十余载，《医药杂话》的字里行间依然能使我们感受到他饱含"见彼苦恼，若己有之"的仁爱之心，对生命的尊重和敬畏，以及一位中医学者严谨的治学态度和对中医文化的挚爱之情。近些年来，社会上出现了医德滑坡现象，诸多医德教育的传统和措施在医疗市场竞争中被忽视。今天我们学习与重温聘贤先生的《医药杂话》，无不是对中医后学的一种医德警醒，无不是对为医者心灵的一种净化和洗礼。

丁丽仙

目录

《医药杂话》试释

一、尊重发病规律

病有急慢性之分，有初中末传之异。病初起或单纯者，固可以一二剂见效，若慢性或急性重症及多年痼疾，决非短时间所能治愈。又是一种病症，虽施对疗症法，即（使）治疗不误，亦须经过一定时日，始能痊愈（湿温须三候[1]至五七候，即肠热病须三周，痢疾三候，麻疹两周，肝炎旬日等）。吾黔社会人士缺乏医学常识，无论何病，概求速效，总期覆杯即已。鄙人学浅，实不能破古今中外之病例，以饫[2]求者之雅望。欲求速效者，请另访高明。

[注]

[1]候：五天。古时气象学时间单位，现仍沿用。

[2]饫：音狱，yù。饱的书面用语，此处作满足感。

[按]各种疾病都有其自身的发展规律，医患双方都应当认识到这一点，并尊重其规律。王老治学严谨，不尚"效如桴鼓""覆杯即愈"之类的空谈，体现了严肃的科学态度，堪为后学效法。作为医生，对患者要求速效的心情是应当理解的，但应晓之以理，互相配合，方能收到良好的疗效。

二、不可仅凭脉诊病

历代以来，医者每夸脉理之妙，不施四诊以欺世吓俗，病者亦恒讳疾以试医。须知病有自觉症、他觉症等，他觉症医者固（可）诊而知之，自觉症非患者陈述，医者何能尽知？彼讳疾欲以试医者，请另访仙人，幸毋以性命为儿戏。如伤食一症，伤谷食、肉食、面食，所用之药各异，患者不明言，则伤食终不愈，且有至病危者。友人某君之妻，多年不育，弄璋[1]心切，迷信俗传"服他人初生子红蛋[2]即可生育"，连日觅获多服，遂至伤食，嗳腐吞酸，泄泻，因碍于启齿，隐而不言。医以普通治疗，食积不消，渐至腹胀如鼓，终至医药罔效，竟以丧生。设初起即陈述，一二剂可愈，何至饮恨幽冥。又如花柳、如夹阴症者，讳疾而死者，鄙人见闻甚多。

[注]

[1]弄璋：指生儿子，古人重男轻女，喜欢把璋（一种玉器）给男孩子玩。

[2]红蛋：贵州民间风俗，生育子女之家，每以煮熟之鸡蛋染成红色以馈赠亲友。

[按]中医诊病，历来强调四诊合参，尤以问诊不可忽视。但有个别庸医，故意炫耀脉诊以欺病家，以至有病人误以为高明的医生不需问诊，仅凭脉诊即可通晓病情，确实为害不浅。王氏这里以一实例说明讳疾试医的严重危害，同时提醒医患双方相互配合，坦诚告知病情的重要。

三、医事至重，不得不慎

前哲谓救颠扶危，斩关夺命，多大毒、大热、大寒之药，如芩、连、膏、黄、姜、附、桂、萸等药是赖。有是病则用是药。近者社会人士，或稍识药性，或耳食[1]俗传，多议药不议病，不曰某药太寒，则曰某药太热，疑是疑非，避重就轻，或私更药味，或暗减分量。成则居功，曰："非我如此更改，曷克臻此[2]？"败则委过于医，计亦工矣！于是医者迎合病家心理，为不求有功先求无过计，遂以平淡之药敷衍塞责。至今医界，遂有某（此）宗派之称，遍于全国。病家以为稳当，医者求售亦以为得计，以致小病迁延，至重至死。医者岂有甘昧心而出此欤，实社会环境有以造成之也。若病家有疑是疑非，避重就轻，议药不议病者，最好守不服药之戒，静以调理，待体工之自然疗能[3]，或有生机，否则以小疾贻误至死。慎之！慎之！

[注]

[1] 耳食：即耳闻。

[2] 曷克臻此：意为"怎么能够达到这样满意的效果呢？"

[3] 自然疗能：指人体的自我恢复能力。

[按]《内经》云："毒药攻邪，五谷为养。"药有其寒、热、温、凉之性，是用来祛除外邪、治疗疾病的。医生遣药处方，及至各药剂量配伍都是根据病情而定，有一定之规，是非常慎重的。有些人初知药性，不通医理，擅自更改处方药物或剂量，务求"稳妥"，实则贻误病情，为害不浅。医生应当精究医理，对症遣药，不可迁就病家，只求"无过"，不求"有功"，以至小病贻误至死，其过大矣！王老告诫医生不可敷衍塞责，当慎之！慎之！也告诫病家要尊重医生，不可听信外行之妄言。

四、良药苦口，勿畏而拒之

"良药苦口利于病"，古有明训，今之患病者，每以药难下咽为辞，不知医非庖人[1]，实难选美味以适患者之口。若欲寻可口，即径觅庖人[1]，以免病者虚糜金钱，医者空劳心力，两俱无谓。友人王君，患病卧床，家人欲请医治疗，王君以素性畏药，不许，命家人选进烹调，多购点心，虽死无憾。不久病卒，枕后包点心之纸盈尺。王君以药难下咽，不请医服药，虽死，其真诚爽快可佩！

[注]

[1] 庖人：指厨师。

[按] 谚云：恨病吃药。本文之意与古训相同。王老举一友人因畏服苦药而拒医，终至病卒之例来说明，虽云"其真诚爽快可佩"，乃反语也。

五、医理至深，不可不专

病变万端，药只此数。治疗处方，配合自有法度，决非以单味药之性质可概全方。处方中有调剂药性者；有数味相合而变其功能者；有重用轻用，功能不相同者。如柴胡，庸俗死记为发表药，岂知补中（益气）汤合参、芪而不达表；麻黄莫不知为发表峻药，岂知阳和汤（中）合熟地而不发表，麻黄加术汤（中）合白术亦变其功能；厚朴、黄连、大黄、龙胆草、皂角刺等，重用轻用，其效不同，决非一知半解者所能了沏（彻）。如仲景之诸泻心汤、麻（黄）附（子）细辛汤、大黄附子细辛汤等，有时寒、凉、温、热、补、泻集合为一方，庸俗无知者，不以为太杂，即以为不通矣。譬如国学万种书籍，所常用之字，不过数千，小说之白话，与五经古文之字不异，小学生一载可将数千字读完，翻阅各书，亦系此数千字，以为道在是[1]，即笑古人终身研求之愚，但字虽认识，能了解其中文义乎？医学处方亦然。深者见深，浅者见浅。能了解单味药性者，未必便能了解全方组合之义。如国学中之"之"字，莫不知为虚字、语助词，如《孟子》上之"牛何之"[2]，《聊斋》上之"将之去"[3]，若死记之为虚字讲法，则孟轲[4]蒲志[5]必为庸俗者斥为不通矣。又如海内书法大家康、于[6]二先生，书法在秦汉以上，若不知者，必谓"笔画不匀，歪东倒西，不成字体"。贤哲著作，岂为求庸俗（者）之知？医学之治疗处方亦然。只求对症，并非为求普通（人）了解而另选方药。不知者，可以领教海内高明，请勿问道于盲[7]，而误性命。有时病家为一方一药叨叨絮絮询问医者，医者虽不惮烦劳讲解，其如社会人士无普通医学常识何？

[注]

[1] 是：代词，这里之意。

[2] 牛何之：其中"之"为代词。

[3] 将之去：其中"之"为代词。

[4] 孟轲：《孟子》作者。

[5] 蒲志：指《聊斋志异》作者蒲松龄。

[6] 康、于：指康有为、于右任。

[7] 盲：瞎子，指不精通医理之人。

[按] 王老举若干实例，说明医理精深，非一知半解者所能明了，必终身追求，潜心钻研，方能有所成就。

六、医非万能

中西医医药，尚在幼稚（阶段），即上工亦不能十全。若医学果能十全，历代名医可以长生，世界亦将有人满之患矣。医者治病恒有尽，心力本所学治疗。时贤某君曰："古今中外，绝无

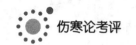

有凡病皆（能）治，万病可愈之神圣。"况医学渊博，新医学分科研究尚难精到，况国医统治各科，更难于各科皆精。国人传统思想，自昔以儒者万能之观念，而亦责医者万病皆能医，此实大谬。如花柳、外科等，鄙人未有深刻之研究者，不敢以人命为儿戏，恕不诊治，患者谅之。又诸病如医学中规定不治，或慢性缠绵难愈者，鄙人亦未敢逞能。往岁遵师训，对于患者，无论病势如何危笃，务须竭力设法救治，以冀万一。虽病家怨恨，同道中伤，皆非所记。年来阅历较多，觅诸先师之训，过于偏重主观方面，今当改弦易辙。若亲友中相知较深，务必委托施治者，鄙人仍遵师训，竭力设法。但有时因学识不足，难慰雅望，亦希原谅。

[按] 医学是博大精深的学问，作为医生个人，虽竭尽全力，皓首穷经，亦不可能十全，必有其专长与不足。王老坦诚见解，实事求是，同时对患者"务须竭力设法"，其医德医风，实堪为后学楷模。

七、中药药理药效，倡中西合参

药性功能，近因科学昌明，各国努力研究，化验其有效成分，已多所改定[1]。凡近世已实验确定者，鄙人处方中多遵新说应用，未经化验证明者，仍遵前贤旧说，患者[2]不得概以古说观察，致疑是疑非（如远志祛痰，赭石养血，牛黄、麝香、冰片之强心壮脑，麝香又为止呕专药，麻黄、荆、蝉之兼利尿等）。有吾黔药物，既乏道地，复多陈腐[3]，每误良方，一味赝品，即使全方失效。往岁鄙人遵新药理学，变通选同等类之药合用，俾其功能愈彰，故一方内增加辅助药品，较常方[4]为多，庸俗有议为乱杂者，此实因地用药，不得不然，后者谅之。

[注]

[1]改定：改进。

[2]患者：应为"医者"。

[3]陈腐：指恶劣、霉变。

[4]常方：指经方、古方。

[按] 作者对已经药理实验明确的中药有效成分，使用时常与同类其他中药合用，往往取得较好的疗效，这种不因循守旧、固步自封的思想是难能可贵的。这与作者东瀛留学，接受新事物的影响不无关系。

八、坚持中医特色，治病因人而异

因体质不同，同一证候而处方各异，此国医数千年来特长也。因体质之不同，服药后之反应亦各异。同一证候，有初、中、末候之别，而治疗亦不同。患者偶服方有效，见亲友有病同者，不问年龄、性别、体质，即抄方令服，或乱说单方草药令服。病家无医学常识，亦聊试之，因而丧生者数[1]见不鲜。深望探亲友之疾病，慎毋犯此弊以杀人造孽，患者亦毋轻尝试，以命为儿戏，虽系亲友好意，总须慎重，多问高明，免噬脐莫及。

[注]

[1]数：即"屡"。

[按] 作者谆谆告诫病患者，中医以辩证论治为本，即治同一疾病，也需根据病者年龄、性别、体质之不同，初、中、末候之病情差异，而选用不同之方药，与单方、统方治病迥然有别，切莫以生命为儿戏，以身试药。

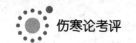

九、病去如抽丝剥茧，欲速则不达

国药多有机植物，除大寒、大热、大毒之外，性甚和平。古有服药对周[1]之谚，即以现世研究，亦须五六时至十余时始发生效力。病家素不慎重养身，疾初起又漠视之，至病危即急病请三医[2]。此医之药服少许下咽，不见覆杯即已，又急请他医，一日动易数人，医者以前医之方不效，每改弦易辙，杂药乱投，百死无一生。此实吾黔社会人士乏医药常识之效。希望患者慎重卫生以防之，有小疾即速治疗，免延重笃。重笃时须慎重震惊，服药一日不加病即为药力未到，重病数日有小效即为转机，自能出死入生，若欲求速效必死，慎之慎之。

[注]

[1] 对周：指一昼夜。

[2] 三医：指医分上、中、下三等。

[按]一般中药，药性和平，药效发挥较慢，特别对于重危病人，很难达到覆杯即愈的程度。如果患者疾病初起时漠然视之，重笃时则病急乱投医，日易数人，改弦易辙，焉有病愈之理？此当毋躁稍安，静观药效，欲速则不达。

十、剂型当符病情，医者须有医德

病之宜汤，或膏、丹、丸、散等，治疗中有一定之理。每见患者无论何病，即请开膏、丸方而服。其意不过省却煎剂之麻烦，又可省医药费。削足适履，难孚[1]雅意。往者见外省诸师友订膏丸方，酬金较诊金数倍或十倍，余深诧之，今始知其故。若患者果如所云，顶好守不服药为中医之训，更为省事。

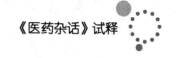

[注]

[1]孚：即"符"。

[按] 中药剂型的使用，往往与病种、病势有一定的联系。"丸"者，"缓"也，"散"者，散（音 sàn）也。而"不论何病"即求开膏丸方，则有悖于病情，若云患者不知此理，只图省事、省钱尚可理解，而医者竟因酬金十倍于诊金，被铜臭熏昏了头，置医德于不顾，实在不可效法。

十一、法随证出，医患岂可唯心

病随所患而定方药，其阴阳、虚实、寒热、表里亦不一定，非终身所患系一定不移之病，不过因体质关系，医者处方临时斟酌耳。每见患者首先抱一定之药，不论所患何病，医者未诊前即曰：我阳虚也需服热药，我阴虚也最忌升柴，我肾虚也需服补药等。横梗胸中，医之黠[1]者，遂迎合而求售。不论何病，遵其意旨处方，苟患相反之病，一二剂即危笃不可救。有友某君素体阴虚，患风湿历节，服滋阴药致危剧，请余诊治。即言素体阴虚，并背诵渠[2]所常服之药，其意命余照搬也。余诊毕，处以桂芍知母汤，彼吐舌云："万不敢服。"余多方譬解，愿负全责。彼仍犹豫，后数日复诊，病如故。又处以五物七节等汤，彼仍吐舌，余命其服少许并云守候半日，若生变再改方，彼始敢服。服后体舒，痛稍止，遂稍稍继进。连诊四五日，渐有起色。放胆服之，两旬始愈。有某君素体虚寒，惯服姜附。适患温症夹食。医者迎意妄投增剧，彼犹以医者药轻，自加姜附数钱，大剂投之，翌日危笃，请余诊，并云阳虚，冀大剂姜附以回生。余诊毕直言误药不治，彼以为谰言，请他医照样大剂进之，一次即死，如是者余见颇多。有某君粗知医，感寒即服桂枝汤，幸中数次，力夸桂枝汤之神妙，并劝亲友宜服。一次患温，自处方服一剂增剧，犹以为药力未足，又加倍进之，一次即危，再进辞世。有友人平素喜服泻药，力夸泻药之神妙，言无论何病，一下即愈，并劝亲友服之。屡向余夸其服黑色丸治病之简单神效。余笑曰：果如君言，则一切药肆之设，以及各国之穷深极研，各药厂之改良制造皆为多事矣。家家户户只备泻药即可长生，有是理乎？彼仍不悟。一次感冒挟食，照常服之，数粒未下，再倍进亦不下，怒服一瓶，翌日大泻不止，胸坚如石，病危请余诊之，已回生乏术矣。哲学唯理论[3]早已为学者破其说，不学者[4]尚奉为金科玉律，良堪浩叹！自昔医者著书立说，多以已病服药之如何神妙而定为金科玉律，使后学信其说而妄杀人。此一偏见致医学愈沉晦，而有今日废止之论（如薛立斋、张景岳、黄元御、赵养葵等）。愿医者患者毋固执为幸。

[注]

[1]黠：狡黠。

[2]渠：他。

[3]唯理论：指唯心主义理论。

[4]不学者：指不知者。

[按]中医以辨证论治为本，其内涵就是唯物主义的思想。用一定之规而治万变之病，其结果必然可悲，作者所举数例，均系如此。患者常以"久病为太医"自解，医者则有以唯心主义理论思想指导著书立说而误人的。社会在进步，科学要昌明，中医要发展，唯心主义这个大敌必须破除。

十二、因病施治，如珠走盘

病情传变不定，医者虽对症处方，因体质而传变不同。如霍乱危笃，以回阳强心壮脑转机，而热症毕现，又须清凉消炎之剂。阳虚者患阳明大热，以白虎、承气等，病退而现虚脱，又须回阳强心等对症挽救，活泼泼地如走盘之珠（参观近贤何、张、陆、杨[1]诸先生医论）。庸俗无知，必以为东驰西奔，寒热杂投。自以为知医者遇此等症必死，不知医者若经名手治愈，庸俗多以为侥幸。岂知仲圣先表后里、先里后表，急治缓治，其中有精深之理存在，希自以为知医，探视亲友之病者，毋因一言而误人性命，无形中自造罪孽。

[注]

[1] 何、张、陆、杨：指何廉臣、张山雷、陆渊雷、杨？

[按] 由于患者体质差异，即处方对症，传变亦不同，有如水中按葫芦，压住这头，另一头又浮起。良医当据寒热虚实，标本缓急，择善而从，若误认为是水平低劣、见子打子，治愈则称侥幸，或消极等待，都不是正确的看法。知医不知医者都当引以为戒。

十三、病人最忌焦急偏狭

患者心理最（忌）焦急褊（偏）窄（狭），每见病家及亲友探病者，多交头接耳，或叹气连声，或相对泣泪，或索所借之物，或问债权债务等，愈使患者心理焦急，以为病不可治，因而增剧，或发神经（精神）病症。不治者多，即幸治愈，而为废人者亦不少。又有无（知）识者，每对患者说不如意之事，或言其

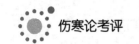

所恶，每使患者悲、怒加病，所见尤多。希患病者少见亲友，希无人情世故阅历者少探亲友之疾，或于病家不无小补。

[按]病人的心理状态对疾病的康复至关重要，乐观向上的精神状态才有利于疾病的康复，焦虑、悲观的心境只会加重病情，为害不浅。对于某些疾病的转归，心理治疗有时具有决定性的意义。因此，医生和家属都应努力帮助患者本人创造一种健康的心境，树立战胜疾病的信心，积极主动地配合医生治疗。王老充分认识到这一点，具体介绍一些应该注意的地方，颇有实际意义。

十四、要特别注意药物及其煎服法

患病服药，药贵对症，但煎药亦必有法，先煎后煎，研末吞服，或另蒸冲兑，或稍煎久煎等，皆有至理。吾黔因药物既乏道地，复多陈腐，病家又多无医药常识，不识药品，何辨真伪？即处方调剂，亦难合准绳，煎法更不易讲求（究），服药少效，此为最大原因。又每委诸仆婢，或须自加者不加，或遗落数包，或煎干焦腐，轻剂或久煎性散，或药肆[1]懒惰不炮制，自己不检查另炮（制）。若一家有数人患病，或将甲药令乙服，乙药使丙服，因而增剧丧生者不少。若病家以命为贵者，务须于此等处注意，否则守不服药之戒，或不至死。

友人某君，以感冒小疾，请余诊二三次未愈。余诧之，询问其中必有原因，彼云无他，偶寻物则见桌上及桌箱中有数小包，开视乃数种药，询问所以[2]，始知仆婢忘却放药罐中。余令将方再进，注意煎服（法），一剂得汗（而）愈。否则，（若）另辟蹊径，或另请医，见前方不效，即改他法，必不堪设想矣!

又有友某君，患温症（病）初起，请余诊。翌日家人致书来言："服药二次，头疼、目赤，唇焦，发狂谵语，满地乱滚，十分危笃。速请诊视，以救危急。"余大诧。急（往）诊之，果如所云。询问必有原因，或乱服他药、草药等。家人盟誓。余坐思良久，不得其故，命将原方考察，家人持方出示。余视非余所处之方，命觅原方，许久未获。其仆曰：近月家中无患者，无第二人服药，只此一方，拣药归后，彼小心贴壁上，确是此方。视之，乃大补之剂。命出药罐倾视，药与方合。乃问何得此药此方，实大奇事。问仆拣药情形，仆谓将方置药肆，令拣好，彼即往街上买小东西。归，药房即授此，携之而归，始误。药肆将药授错，不知将何人补药误服，致有此失。后大剂清解，月余始瘥。友人曰：误服少许即增剧如此，不知服余药者又何如？欲探究竟，竟不可得。

举此二事，希病家特别注意！

[注]

[1] 药肆：即药店。

[2] 所以：原因。

[注] 中医治病，除处方对症外，关键在药物是否能发挥应有的效果。中药讲究药材地道，还讲究依法炮制，依法煎煮，依法服用，方能达到预期的疗效。医药人员及病家都要特别注意遵照医嘱。王老以亲身经历之两例，其一因疏忽大意而弄掉部分药物，其二甚至因药店之差错而险些酿成大祸。事例十分真实生动，给人印象分外深刻。

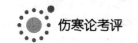

十五、医药随时代进步而进步

社会系渐进化而达于文明，医药何独不然？笃古[1]者奉经方为金科玉律。病变万端，岂百十二方[2]所能统治？即孺子亦知其非也。若以古是今非，何不衣树叶：茹毛饮血为简捷了当？往昔步行、车马，若语电（车）、汽（车）、火车、飞机，则诧为神怪妄谈。今孺子亦识汽车、飞机，不以为怪矣！药物进步，日兴（新）月异。吾黔一切落后，遑论[3]医药，庸俗（者）每以余好奇行怪，处方多僻药怪药，岂知他省即村夫亦知其功用而不奇。吾黔只知此常用之药一二十味，毋怪秋虫语冰[4]，而诧为奇异也。倘医药逐渐进步，如欧、西、日[5]服砒霜（治病）而不之奇，今之孺子识飞机而不以为妖，是则余之所望也夫。

[注]

[1]笃古：迷信古法。笃，本意为忠实。

[2]百十二方：指《伤寒论》方。

[3]论：不必论及，谈不上。

[4]秋虫语冰：直解为秋天的虫子谈论冬天的冰，大意是比喻自然界的一般变化，不了解者则少见多怪。

[5]欧、西、日：泛指欧洲、西方、日本等发达国家。

[按]社会是逐渐进步的，医药也应当随着时代的进步而进步。本文反映了王老师师古而不泥古，反对固步自封，抱残守缺，善于接受新事物的思想倾向。

十六、治病须注意患者的心理

患病者之心理焦灼，凡人皆然。虽病不治，医者亦多用安慰法。每见病家于医者诊治毕，即多问要紧不要紧。间有医者，每以小疾，即危言恫吓，以冀他日成则居功，败不受过之地步。病者闻言，心理不安，每至危笃（某省规定，医者不得明言或暗示必将患者治愈之条例，岂近人情？）无论病之危笃与否，病家偶问鄙人，实难答复。不治者，偶于脉案[1]略露端倪[2]，高明阅者自知。盖心理关于（系）疾病最大，近世欧、西有以心理杀人犯罪之条，可想而知。往岁友人某君，以神经衰弱请治，数剂只有小效。某君以生活问题，急欲速效，屡问病症如何。鄙人以神经衰弱系慢性病，且系根本病，劝其静养半载。某君误会，以为其病不治，而生活迫人，遂引起自杀。此实鄙人医学浅陋，不能使人速愈，又以相知直告，遂至失言。鄙人忏悔不已。故此后，对于非短时间所能治愈之疾，竭力辞谢，实鉴前车，非有他意也。患者谅之。

[注]

[1]脉案：中医对病症的断语，旧时写在处方上。

[2]端倪：事情的眉目。

[按] 王老以自己经验教训，提醒医生治病时要谨慎小心，不要失言，以致引起患者不安而加重病情。文中言某君自杀，不一定完全是误会所致，但王老引咎自责，可窥其医德医风之一斑。

十七、信巫不信医者，鲜不丧生

巫[1]、蛊[2]、神、鬼之说，科学昌明之际，当竭力排除此迷信。但人民智识不开，此亦心理疗法之一。如近世催眠灵学疗法[3]，亦基于此。有时病家迷信者，禳神送鬼，捉蛊烧蛋。偶问鄙人，鄙人亦赞同之。识者多讥鄙人提倡迷信，其然岂其然乎？

但信巫蛊而不信医药者，鲜不丧也。慎之！慎之！

[注]

[1] 巫：旧时以装神弄鬼替人祈祷为职业的人。

[2] 蛊：旧时传说，将毒虫放在器皿中使之互相吞食，最后剩下不死的叫蛊，用来放在食物中害人。

[3] 催眠灵学疗法：西方社会的一种巫术疗法，又称降神术。

[按] 王氏在这里对民间的一些巫术疗法提出了自己的见解，指出在"人民智识不开"的情况下，"此亦心理疗法之一"，这是符合实际情况的，有其一定的合理性。但王氏反对巫术迷信，提倡科学，明确指出"但信巫蛊而不信医药者，鲜不丧生"，告诫大家要慎而又慎。提高全民族文化水平，普及教育，普及医药知识，至今仍是摆在我们面前的重要任务。

十八、药治一半，调摄一半

治病专赖药石，调养摄生，须患者自行慎重，所谓药治一半，调摄一半也。每见病者，于病中不慎重养生，或乱服饮食，或操劳过度，或（过）用脑力等，终以小疾而至危笃。尤其请获高明医者，自以为病有所恃，乱进饮食，若反病又恐医者见责，多方隐瞒。医者莫明其故，改弦易辙，终至不救者多。是病者自己轻生也。尚希慎之！吾黔人士，缺乏医药常识，十九[1] 患此通病，尤以小儿为最。盖父母只图顺儿意，遑计其他，十有九死。历代贤哲，初以小儿圣手，攻习大方脉[2] 者，亦因此故。若叶天士改习内科，王潜斋不诊小儿，晚近贤哲如此者尤多。鄙人攻儿科亦费尽心力，只以入世甚浅，无此经验，空耗脑力。近数年除亲友小儿不获（得）已诊治外，其他力辞，盖亦为此。

[注]

[1]十九：十分之九。

[2]大方脉：古代医学十三科科目之一，治疗成人各种疾病的专科。宋、元、明三代均设有大方脉科，如兼治小儿科疾病的，一般称为"大小方脉"。

[按]本文指出调养摄生在疾病康复中的重要性，特别是饮食调摄至关重要。对于儿科疾病尤应注意饮食宜忌，不可一味迁就小儿。当今多是独生子女，提醒这一点是很有实际意义的。

十九、深研学术，振兴国家

鄙人因患胃病，受国药再造之惠而习医。欲埋首攻研，期有所成，承乡先（贤）达姚重光先生、彭公武世伯及先师李之白先生[1]等教诲，略调吾黔自开化以来，无一研医有成之人，即有少数研究者，亦多外省游宦之辈。因数千年来，国家社会贱视医药，俗有"秀才学医，凤凰变鸡"之谚，或以为文人末路之举，今幸子因病研究，务须打破俗情，努力以求上进，不可一知半解，即半途而废。如清以前之文人学士，取得科名可以作官，即将书置之高阁。今之进文武学校或外国留学者，取得一纸文凭，可以入仕途，升官发财，亦将学问置诸脑后，须知学问与年俱进，毕生研究未易穷。古今凡一技一能之长，非偶然侥幸成功，务须具坚[2]苦卓绝之心，百折不回之志，始克有济，万不可以为能治少数人之疾，即以为道在是，戒之戒之等语，鄙人终身铭志不忘。故稍有暇，即手不释卷，以期有成，不负诸先贤达之训诲。鄙人志在学术之研究，期学术之几何而能济世救人。蛰居以来，为患者纠缠，空耗光阴，日间诊治稍多，即脑筋昏愦，出诊亲友，遇重病思索过甚，夜即失眠。往岁出诊被传染数次，几至丧生。年来体衰多病，研究时间愈少，致学术无进步。想亦后者所原谅也。拟俟他日学术稍有成就时再为普诊。庸俗[3] 不知，或以为故高身价，或以为名士积习，种种说法，岂知世人贱视医业，鄙人又不幸而研究为世诟病之国医，俗所谓文人末路，尚何身价之有哉？世有贤哲，知研究各种学术，实为国家教危亡唯一之策者，或亦鉴愚下忱乎！至于庸俗之或毁或誉，呼牛呼马，皆非所计也。（民初鄙人留学倭邦时，与德人海军大佐查伯卢君同居贷间，查君原德工学博士，青岛失败被俘，供职东京道路局，充技师。余见其土木工程学甚精，诧问之，查君慨然曰：敝国之称强世界者，非海陆军也，君留学于此，观察得其要领乎？余对以或政治上轨道之故，查君曰：非也。日本自明治维新五十年间，可于代表国家强盛之博士观之。此五十年全国博士达壹万零[4]，医七千余，工千人，理伍百余，农四百，药数十，林数十，法三百，文三百，经济数十，政治数人，此其国跻文明强盛之故。医占世界第二位，亦可于此观之，反观贵国，亦有名位与日本相等或过之者。余诧问之。查曰：贵国将军府之将军及海陆军将官名额恐尚不只此数也。相与感慨不已。愿青年学子，深味[5] 查君之言，苟有志欲复兴民族，振兴国家，当亦知所计矣！）

[注]

[1] 姚、彭、李诸先生：均系王聘贤老先生之兴义县贤达之士。

[2] 坚：应为"艰"。

[3] 庸俗：指不理解者。

[4] 壹万零：即一万余名。

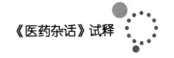

[5] 味：玩味、体会。

[**按**] 作者因罹患胃疾，在日留学时曾遍服西药未效，后服中药治愈，自此悉心研究中医药。又受乡里贤达教诲，身体力行，具艰苦卓绝之心，秉百折不回之志，务在中医学术上有所成就而能济世救人。尽管诊务繁忙，体质欠佳，仍手不释卷，不敢偷闲，以期有成，并置毁誉于不顾，倡研究学术，科学救国，在当时的环境中，是有一定进步意义的。

二十、抱病行医，爱憎分明

鄙人因身体衰弱，年来多病，而又志于研究，以期上进。不得已停止出诊。（以）稍留余力，供夜间研（究）。但遵师训：若世有不慕虚荣浮利，不甘虚生，无论攻研何种学术，埋首苦干，以期有成者，或有一技之长者，以及乡党耆宿，德行堪为后学表率者，或身历军政，清廉自矢，为生活压迫，偶撄[1]小疾，每贫病交加，易致危笃者，或实践八德[2]，欲以挽颓风者，或提倡国药有事实[3]表现者，皆国家有用之人，能救得一有用之人，即培得国家社会一分元气。鄙人虽学识浅陋，苟有宠召，无不勉力诊治，虽风霜雨雪，或远在千里，亦不辞劳瘁。即被传染撄疾，亦不怨尤[4]，纵牺牲亦有价值，赠送黄金之药亦所不惜。数年来皆遵师训，不敢或忘，然有时因学识不逮，不能拯沉疴而起痼疾，或因多病不能治疗，始终心有余而力不足。惟冀[5]大雅君子，矜悯愚忱而曲予原宥[6]焉？至武装同志（省去13字）及政界之廉明爱物，恺悌宜民为万家生佛者，实国家之柱石，故法令设有军医医官等负责诊治，否则亦有力延请高明。鄙人因学验不丰，恐有阴越，获罪非轻，故年来皆未敢应诊。庸俗不知，或诮[7]为玩

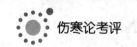

世以鸣高，或流言蜚语，种种愚揣，岂识下忱？

鄙人研医以来，耗金不下数千，蛰乡而还为生活压迫，无力投师访友及购买书籍，有半途而废之感。吾黔自来漠视文化，又无一图书馆可供参读，每因购置书籍，虽数元数十元，亦遍假[8]亲友至数十人而始获，故诸亲友对于鄙人医学有相当援助者，鄙人没齿不忘。无论门诊出诊或赠贵药，皆不敢取资。或介绍诊治者亦然，虽千里不辞劳瘁。藉酬玉成之雅意。近来屡承诸亲友体恤，多病小疾不相扰，甚有危笃亦不使知闻者，良深感谢，但亦未免过拘[9]，鄙人添列士林，粗知朋友互助之义，敢遗远岸焚筏[10]之讥，以后请毋拘执为荷。

[注]

[1] 攖：触犯，引申为"患"。

[2] 八德：指"礼、义、廉、耻、忠、孝、仁、爱"八种品行。

[3] 事实：即实际。

[4] 怨尤：即怨天尤人。

[5] 冀：作"寄予"解。

[6] 原宥：谅解。

[7] 诮：叽诮。

[8] 假：寻找。

[9] 过拘：过于拘束。

[10] 远岸焚筏：离岸后焚烧渡船，喻做蠢事。

[按] 凡对国家社会有贡献之人，王老均勉力诊治，甚至于在带病中数次因诊治疾病而被传染，多次危殆，但他从不怨天尤人，认为即使牺牲生命也有价值。但对权贵，他婉言以其有高明医官诊治拒之，表现出崇高气节。对祖国医学遗产，他十分珍

惜，不惜将多年积蓄用以购置医书。王老有感于旧社会贵州无一图书馆可供参读，而在 1964 年谢世时，在遗嘱中将所藏数千上万册古籍医书全部捐献给国家，此举一直为黔中医界所称道。

二十一、体恤贫病，当改社会

贫而患病至堪悯恤。人类之心理皆然，历来医者对贫病莫不施诊，鄙人岂别具心肠。但其中亦有最大原因，前数载鄙人曾施诊贫病，但贫者患病，因无资 [1] 关系，初起每多忍耐，非至危重，不肯轻易服药。然危重之病，又非普通贱药所能愈，每对症处方，患者无力购买，有请更易 [2]，卒至无力购服者，空劳心力，双方无谓。鄙人无力施药，遍访缙绅仕官、富商臣贾、善堂药肆，亦无此举，除少数施膏药及普通一二种丸散外，未闻有（出）巨资认真作善举者，数年后曾宣布，若有真君子真慈善家出资备药以济贫病，鄙人当附骥施诊等语。数年来只熊君一人愿以劳工所获量力备药施治，此外更无第二人。熊君家本不丰，自以劳工谋个人生活，又愿解资备药济人，令人欣佩！致未能集腋实现，至堪浩叹！有谓医系慈善性质者，有谓医系关民命者，屡责余何以不念及贫病，余谓医药既系慈善，而药肆何以不普施且索善价？现世之欧西药品，动需数十元，外人何以不广济吾国民众？乃至高价贩运致 [3] 海关输入，年年增加，有惊人之记录。柴米油盐等何尝不关系民命，且系日用必需，日渐增贵，何以不见有人广济？致鄙人等时感受生活困难。年来社会人士命余行好事作阴功者不下数百。余谓行好事阴功，古今并不限定系医者一界之事，无论何人皆可行之。君等所行之好事阴功可举一二以闻乎？今鄙人一人能力有限，无资施药，且并不须君等行好事，只须假[4]我金钱，助余行好事，他日有力再归还则感荷良多。凡为此言者，鄙人即致书借贷准备行好事，数十百人中不曰生活困难，即曰负债累累，并无一人肯假借。以后晤对[5]，则绝口不提好事，鄙人重提，则顾左右而言他[6]矣。内中有博学前辈，郑重语余曰：行善施仁，尧舜其犹病乞诸其邻[7]，古人且不许，子何必好名心切，竟欲假款而沽，此小道之名哉。子少读诗书，致有此失。余唯唯谨受教。继又遇老前辈贫儒，责余无仁慈念，并引证古今因果数事以相勉，因其贫不敢假款。余即举前博学者所教以对，彼曰：三代以上惟恐好名，三代以下惟恐不好名，其说荒谬甚，毋听之。假求者之言如彼，不假求者之言又如此，浅学如余[8]，实不知所从也。

有友人充县长者责余曰：子高订诊金，不恤贫病，何不仁乃尔？余对曰：诚然，但较君等仍高一筹。友诧问之，余曰：君等充亲民之官，派款催米，监狱充满，人民卖妻鬻子，老弱转乎沟壑，哀鸿遍野，十室九空，且禁令人民迁徙，以便鱼肉，此得谓仁乎？鄙人充医，虽高订诊金，不恤贫病，但无强迫拘押诈索行为，亦未闻有为余卖妻鬻子者，自信较高一等也。友曰：奉上峰令，无可如何。余曰：果有仁心，当早挂冠，何独责鄙人不仁乎？渠语塞，嘿然去。愿责余者以责己，恕己者以恕余为幸。

[注]

[1]无资：无资金。

[2]更易：指更改为药价较贱的处方。

[3]致：通"至"。

[4]假："借""给"之意。

[5]晤对：指见面。

[6]顾左右而言他：岔开话题。

[7]乞诸其邻：向邻居乞求。

[8]浅学如余：学识浅薄的我。

[**按**] 医乃仁术，向贫病施诊乃至施药，本为医之常理，作者浩叹缙绅仕官、富商巨贾口若悬河，挟医者作善举，但竟不出分文以济贫病。更有甚者，所谓亲民之官，民之父母，竟鱼肉乡里，派款催米，监狱充斥，人民卖妻鬻子，致哀鸿遍野，十室九空。人民处于水深火热之中，如有仁心，当早挂冠等语，淋漓酣畅，阐发了作者同情人民及对旧社会的愤怒控诉和呐喊。

二十二、量力施药，岂为小惠

鄙人为社会人士对于医药并无一人赞助提倡，惟视自己能力所及而为之，所获诊金于各省购买价值黄金之特效药石来黔应用，以示提倡。对于患者，若已（未）购置有药者，莫不赠送，未取分文。阅历数载，虽系赠送，而其中多有疑是疑非，未敢服而抛弃者。岂知鄙人所赠诸药，间有价值诊金数倍者，被轻易抛弃者，可惜殊甚。此实鄙人阅世甚浅有以致之[1]。近年来斟酌赠送实出于不得已。甚有谓余好行小惠者，实不知鄙人提倡之意也。鄙人曾在军界，因军饷困乏，袍泽官兵患病，痛苦万分，鄙人间[2]制药施送，或送少数药资，某高级长官屡责余好行小惠，鄙人冷笑曰：承友张师长供给伙食，每月以取得伙食数元作此举，能力只此，无可奈何，有能力胜部下百倍，只知斧敲斤斫，并小惠而不行之，奈何？以是忤上官，鄙人几以此贾祸。

[**注**]

[1]有以致之：以致于如此。

[2]间：偶然，偶尔。

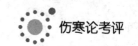

[按] 尽管作者为生计所迫，不能广为施药，但仍有谗言，谤其好行小恩小惠。比之军官克扣军饷，喝兵血，有小惠而不行者，不知光明正大多少倍。

二十三、方无秘密，毋工心计

药品有非监制而不效者。鄙人有时自制药品，亲友试用有效，不知药品之贵贱，索求无厌，用如泥沙。有时因无暇制造，供不给（应）求。以为鄙（各）索方自造。鄙人不许，谓非监制，恐反误人。又以为秘方不传，有谓需用在即，迫不及待。悻悻索开方急欲自造，且谓制好分给鄙人一半以赠人。幸何为之[1]。即开方与之。数月无耗[2]，偶晤问及，则曰此药何太贵也，动需数十元或百余元，故未制。余曰：余所制系梦中药王所赐之药，故不贵，君于药肆制造不得不尔。余并问曰：患者其死乎？曰：未也。余曰：前闻言迫不及待，今数月未造，余以为死矣，故冒昧问之，请恕唐突。问：有不需索而云代亲友必欲退药者，鄙人以为真即以原价示之，谓曰若加邮费汇水尚不止此，即以原价可也。有携药去而渺如黄鹤者，稍忠厚者则曰回问亲友，再命携款来购，亦从此无音问矣！

鄙人之方决不秘，果欲制造送人者，幸毋工心计为荷。

[注]

[1] 幸何为之：庆幸有此善举。

[2] 耗：音讯。

[按] 药品（成药）应由制方者监制，以保证取得较好疗效，不知者以为秘方不传，故采用各种方法套取原方。作者郑重宣称：所有方剂决不保密，只是希望索方者不要工于心计，滥加不实之词则幸甚。